中医经典诵读手册

主编 刘毅

人民卫生出版社

·北京·

图书在版编目（CIP）数据

中医经典诵读手册/刘毅主编. —北京：人民卫生出版社，2023.2 （2023.8重印）

ISBN 978-7-117-34446-3

Ⅰ.①中… Ⅱ.①刘… Ⅲ.①中医典籍 Ⅳ.①R2-5

中国国家版本馆 CIP 数据核字（2023）第 017936 号

人卫智网	**www.ipmph.com**	医学教育、学术、考试、健康，购书智慧智能综合服务平台
人卫官网	**www.pmph.com**	人卫官方资讯发布平台

中医经典诵读手册

Zhongyi Jingdian Songdu Shouce

主　编：刘　毅

出版发行：人民卫生出版社（中继线 010-59780011）

地　址：北京市朝阳区潘家园南里 19 号

邮　编：100021

E - mail：pmph @ pmph.com

购书热线：010-59787592　010-59787584　010-65264830

印　刷：三河市宏达印刷有限公司

经　销：新华书店

开　本：787 × 1092　1/32　印张：11

字　数：201 千字

版　次：2023 年 2 月第 1 版

印　次：2023 年 8 月第 2 次印刷

标准书号：ISBN 978-7-117-34446-3

定　价：42.00 元

打击盗版举报电话：010-59787491　**E-mail：**WQ @ pmph.com

质量问题联系电话：010-59787234　**E-mail：**zhiliang @ pmph.com

数字融合服务电话：4001118166　**E-mail：**zengzhi @ pmph.com

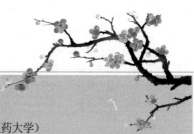

主　编　刘　毅（成都中医药大学）

副主编　王庆胜（甘肃中医药大学）　　杨景锋（陕西中医药大学）

　　　　陈丽平（成都中医药大学）　　吴　曦（贵州中医药大学）

　　　　周　波（宁夏医科大学）　　　苏　悦（成都中医药大学）

　　　　刘文平（成都中医药大学）

编　委　张广梅（青海大学）　　　　　　李　楠（暨南大学）

　　　　常佳怡（黑龙江中医药大学）　　张　珺（安徽中医药大学）

　　　　邓月娥（福建中医药大学）　　　闫　颖（西南医科大学）

　　　　林　怡（广西中医药大学）　　　岳滢滢（湖北中医药大学）

　　　　苏丽清（湖南中医药大学）　　　袁世清（成都中医药大学）

　　　　刘秀华（成都中医药大学）　　　吴文军（成都中医药大学）

　　　　刘西洋（成都中医药大学）　　　何莉莎（成都中医药大学）

　　　　穆　杰（成都中医药大学）　　　彭杨芷（成都中医药大学）

　　　　文愈龙（成都中医药大学）

编写说明

经典是中医学术之根，是中医教育之魂，是中医思维的载体。经典学习是中医人才培养的重要环节。《中共中央 国务院关于促进中医药传承创新发展的意见》明确提出，要"强化中医思维培养，改革中医药院校教育……提高中医类专业经典课程比重，开展中医药经典能力等级考试"，为经典教育融入中医药人才培养提供遵循。党的二十大关于"促进中医药传承与创新"的重要指示激励着中医人坚持"固本开新"，不断推动经典教育在学术传承与学术研究中的创新性发展。

《黄帝内经》指出学习中医具有"诵、解、别、明、彰"的认知过程。反复诵读经典原文，可以加深对中医经典的感悟和理解，有效指导临床，对培养具有扎实的中医理论功底和中医临床胜任能力的高素质中医药人才具有重要意义。

为方便广大中医院校师生及中医爱好者更好地诵读、学习中医经典，我们组织全国从事中医经典研究的一线教师共同编写完成本手册，编写内容纳入《黄帝内经》《伤寒论》《金匮要略》《医学三字经》《濒湖脉学》《药性歌括》《汤头歌诀》，以及温病学经典著作、针灸歌赋和其他中医名著的经典篇章及经典条文，为中医院校师生、临床从业者学习经典提供便利。同时，对生僻字做了注音，适合中医初学者、中医爱好者诵读参考。

本手册由成都中医药大学刘毅教授担任主编，并邀请全国 14 所中医药类院校的专家学者，以中医执业医师资格考试、全国中医经典能力等级考试、全国中医临床优秀人才考试等为导向，根据经典性、规范性、实用性、普及性等确定遴选内容。编写团队通力合作，遴选善本，择其精要，逐字点校，精心编排，终成其稿，希望能为广大中医从业者、学习者和爱好者提供一个权威的经典学习范本。

刘 毅

2023 年 1 月

目 录

目　录

《黄帝内经》

素问·上古天真论篇第一

上古之人，其知道者，法于阴阳，和于术数，食饮有节，起居有常，不妄作劳，故能形与神俱，而尽终其天年，度百岁乃去。

今时之人不然也，以酒为浆，以妄为常，醉以入房，以欲竭其精，以耗散其真，不知持满，不时御神，务快其心，逆于生乐，起居无节，故半百而衰也。

夫上古圣人之教下也，皆谓之虚邪贼风，避之有时，恬（tián）惔虚无，真气从之，精神内守，病安从来。

是以志闲而少欲，心安而不惧，形劳而不倦，气从以顺，各从其欲，皆得所愿。故美其食，任其服，乐其俗，高下不相慕，其民故曰朴。是以嗜欲不能劳其目，淫邪不能惑其心，愚智贤不肖不惧于物，故合于道。所以能年皆度百岁而动作不衰者，以其德全不危也。

帝曰：人年老而无子者，材力尽邪？将天数然也？岐伯曰：女子七岁，肾气盛，齿更发长。二七而天癸（guǐ）至，任脉通，太冲脉盛，月事以时下，故有子。三七，肾气平均，故真牙生而长极。四七，筋骨坚，发长极，身体盛壮。五七，阳明脉衰，面始焦，发始堕。六七，三阳脉衰于上，面皆焦，发始白。七七，任脉虚，太冲脉衰少，天癸竭，地道不通，故形坏而无子也。丈夫八岁，肾气实，发长齿更。二八，肾气盛，天癸至，精气溢泻，阴阳和，故能有子。三八，肾气平均，筋骨劲强，故真牙生而长极。四八，筋骨隆盛，肌肉满壮。五八，肾气衰，发堕齿槁。六八，阳气衰竭于上，面焦，发鬓颁白。七八，肝气衰，筋不能动，天癸竭，精少，肾脏衰，形体皆极。八八，则齿发去。肾者主水，受五脏六腑之精而藏之，故五脏盛，乃能泻。今五脏皆衰，筋骨解堕，天癸尽矣，故发鬓白，身体重，行步不正，而无子耳。

帝曰：有其年已老而有子者何也？岐伯曰：此其天寿过度，气脉常通，而肾气有余也。此虽有子，男不过尽八八，女不过尽七七，而天地之精气皆竭矣。帝曰：夫道者年皆百数，能有子乎？岐伯曰：夫道者能却老而全形，身年虽寿，能生子也。

素问·四气调神大论篇第二

春三月，此谓发陈，天地俱生，万物以荣，夜卧早起，广步于庭，被发缓形，以使志生，生而勿杀，予而勿夺，赏而勿罚，此春气之应，养生之道也。逆之则伤肝，夏为寒变，奉长者少。

夏三月，此谓蕃（fán）秀，天地气交，万物华实，夜卧早起，无厌于日，使志无怒，使华英成秀，使气得泄，若所爱在外，此夏气之应，养长之道也。逆之则伤心，秋为痎疟，奉收者少，冬至重病。

秋三月，此谓容平，天气以急，地气以明，早卧早起，与鸡俱兴，使志安宁，以缓秋刑，收敛神气，使秋气平，无外其志，使肺气清，此秋气之应，养收之道也。逆之则伤肺，冬为飧泄，奉藏者少。

冬三月，此谓闭藏，水冰地坼，无扰乎阳，早卧晚起，必待日光，使志若伏若匿，若有私意，若已有得，去寒就温，无泄皮肤，使气亟(qì)夺，此冬气之应，养藏之道也。逆之则伤肾，春为痿厥，奉生者少。

夫四时阴阳者，万物之根本也，所以圣人春夏养阳，秋冬养阴，以从其根，故与万物沉浮于生长之门。逆其根，则伐其本，坏其真矣。

故阴阳四时者，万物之终始也，死生之本也，逆之则灾害生，从之则苛疾不起，是谓得道。道者，圣人行之，愚者佩(通"悖"，读作 bèi)之。从阴阳则生，逆之则死；从之则治，逆之则乱。反顺为逆，是谓内格。

是故圣人不治已病治未病，不治已乱治未乱，此之谓也。夫病已成而后药之，乱已成而后治之，譬犹渴而穿井，斗而铸锥，不亦晚乎！

素问·生气通天论篇第三

阳气者，若天与日，失其所，则折寿而不彰，故天运当以日光明。是故阳因而上，卫外者也。

因于寒，欲如运枢，起居如惊，神气乃浮。因于暑，汗，烦则喘喝，静则多言，体若燔炭，汗出而散。因于湿，首如裹，湿热不攘，大筋緛（ruǎn）短，小筋弛长，緛短为拘，弛长为痿。因于气，为肿，四维相代，阳气乃竭。

阳气者，烦劳则张，精绝，辟积于夏，使人煎厥。目盲不可以视，耳闭不可以听，溃溃乎若坏都，汩汩乎不可止。阳气者，大怒则形气绝，而血菀（yù）于上，使人薄（通"暴"，读作 bào）厥。有伤于筋，纵，其若不容。汗出偏沮，使人偏枯。汗出见湿，乃生痤痱。高梁之变，足生大丁，受如持虚。劳汗当风，寒薄为皶，郁乃痤。

阳气者，精则养神，柔则养筋。

开阖不得，寒气从之，乃生大偻（lǚ）。陷脉为痿，留连肉腠，俞气化薄，传为善畏，及为惊骇。营气不从，逆于肉理，乃生痈肿。魄汗未尽，形弱而气烁，穴俞以闭，发为风疟。

故风者，百病之始也，清静则肉腠闭拒，虽有大风苛毒，弗之能害，此因时之序也。

故病久则传化，上下不并，良医弗为。

故阳蓄积病死，而阳气当隔。隔者当泻，不亟（jí）正治，粗乃败之。

故阳气者，一日而主外。平旦人气生，日中而阳气隆，日西而阳气已虚，气门乃闭。是故暮而收拒，无扰筋骨，无见雾露，反此三时，形乃困薄。

阴者，藏精而起亟（qì）也；阳者，卫外而为固也。

阴不胜其阳，则脉流薄疾，并乃狂。阳不胜其阴，则五脏气争，九窍不通。是以圣人陈阴阳，筋脉和同，骨髓坚固，气血皆从。如是则内外调和，邪不能害，耳目聪明，气立如故。

风客淫气，精乃亡，邪伤肝也。因而饱食，筋脉横解（通"懈"，读作 xiè），肠澼为痔。因而大饮，则气逆。因而强力，肾气乃伤，高骨乃坏。

凡阴阳之要，阳密乃固，两者不和，若春无秋，若冬无夏，因而和之，是谓圣度。故阳强不能密，阴气乃绝；阴平阳秘，精神乃治；阴阳离决，精气乃绝。

因于露风，乃生寒热。是以春伤于风，邪气留连，乃为洞泄；夏伤于暑，秋为痎（jiē）疟；秋伤于湿，上逆而咳，发为痿厥；冬伤于寒，春必温病。四时之气，更伤五脏。

阴之所生，本在五味；阴之五宫，伤在五味。

是故谨和五味，骨正筋柔，气血以流，腠理以密，如是则骨气以精，谨道如法，长有天命。

素问·金匮真言论篇第四

夫精者，身之本也。故藏于精者，春不病温。

素问·阴阳应象大论篇第五

阴阳者，天地之道也，万物之纲纪，变化之父母，生杀之本始，神明之府也。治病必求于本。

故积阳为天，积阴为地。阴静阳躁，阳生阴长，阳杀阴藏。阳化气，阴成形。寒极生热，热极生寒。寒气生浊，热气生清。

清气在下，则生飧（sūn）泄；浊气在上，则生䐜（chēn）胀。此阴阳反作，病之逆从也。

故清阳为天，浊阴为地。地气上为云，天气下为雨；雨出地气，云出天气。

故清阳出上窍，浊阴出下窍；清阳发腠理，浊阴走五脏；清阳实四肢，浊阴归六腑。

水为阴，火为阳。阳为气，阴为味。味归形，形归气，气归精，精归化。精食气，形食味，化生精，气生形。味伤形，气伤精，精化为气，气伤于味。

阴味出下窍，阳气出上窍。味厚者为阴，薄为阴之阳。气厚者为阳，薄为阳之阴。味厚则泄，薄则通。气薄则发泄，厚则发热。

壮火之气衰，少火之气壮。壮火食气，气食少火。壮火散气，少火生气。气味辛甘发散为阳，酸苦涌泄为阴。阴胜则阳病，阳胜则阴病。阳胜则热，阴胜则寒。重寒则热，重热则寒。

寒伤形，热伤气。气伤痛，形伤肿。故先痛而后肿者，气伤形也；先肿而后痛者，形伤气也。

风胜则动，热胜则肿，燥胜则干，寒胜则浮，湿胜则濡泻。

天有四时五行，以生长收藏，以生寒暑燥湿风；人有五脏化五气，以生喜怒悲忧恐。

故喜怒伤气，寒暑伤形。暴怒伤阴，暴喜伤阳。厥气上行，满脉去形。喜怒不节，寒暑过度，生乃不固。故重阴必阳，重阳必阴。故曰：冬伤于寒，春必温病；春伤于风，夏生飧泄；夏伤于暑，秋必痎疟；

秋伤于湿，冬生咳嗽。

东方生风，风生木，木生酸，酸生肝，肝生筋，筋生心，肝主目。其在天为玄，在人为道，在地为化。化生五味，道生智，玄生神。神在天为风，在地为木，在体为筋，在脏为肝，在色为苍，在音为角，在声为呼，在变动为握，在窍为目，在味为酸，在志为怒。怒伤肝，悲胜怒；风伤筋，燥胜风；酸伤筋，辛胜酸。

南方生热，热生火，火生苦，苦生心，心生血，血生脾，心主舌。其在天为热，在地为火，在体为脉，在脏为心，在色为赤，在音为徵，在声为笑，在变动为忧，在窍为舌，在味为苦，在志为喜。喜伤心，恐胜喜；热伤气，寒胜热；苦伤气，咸胜苦。

中央生湿，湿生土，土生甘，甘生脾，脾生肉，肉生肺，脾主口。其在天为湿，在地为土，在体为肉，在脏为脾，在色为黄，在音为宫，在声为歌，在变动为哕，在窍为口，在味为甘，在志为思。思伤脾，怒胜思；湿伤肉，风胜湿；甘伤肉，酸胜甘。

西方生燥，燥生金，金生辛，辛生肺，肺生皮毛，皮毛生肾，肺主鼻。其在天为燥，在地为金，在体为皮毛，在脏为肺，在色为白，在音为商，在声为哭，在变动为咳，在窍为鼻，在味为辛，在志为忧。忧伤肺，喜胜忧；热伤皮毛，寒胜热；辛伤皮毛，苦胜辛。

北方生寒，寒生水，水生咸，咸生肾，肾生骨髓，髓生肝，肾主耳。其在天为寒，在地为水，在体为骨，在脏为肾，在色为黑，在音为羽，在声为呻，在变动为栗，在窍为耳，在味为咸，在志为恐。恐伤肾，思胜恐；寒伤血，燥胜寒；咸伤血，甘胜咸。

故曰：天地者，万物之上下也；阴阳者，血气之男女也；左右者，阴阳之道路也；水火者，阴阳之征兆也；阴阳者，万物之能（通"胎"，读作 tāi）始也。故曰：阴在内，阳之守也；阳在外，阴之使也。

帝曰：法阴阳奈何？岐伯曰：阳胜则身热，腠理闭，喘粗为之俯仰，汗不出而热，齿干以烦冤，腹满死，能（通"耐"，读作 nài）冬不能夏。阴胜则身寒，汗出，身常清，数栗而寒，寒则厥，厥则腹满死，能夏不能冬。此阴阳更胜之变，病之形能[通"態"（态），读作 tài]也。

故邪风之至，疾如风雨，故善治者治皮毛，其次治肌肤，其次治筋脉，其次治六腑，其次治五脏。治五脏者，半死半生也。

故天之邪气，感则害人五脏；水谷之寒热，感则害于六腑；地之湿气，感则害皮肉筋脉。

故善用针者，从阴引阳，从阳引阴，以右治左，以左治右，以我知彼，以表知里，以观过与不及之理，见微得过，用之不殆。

善诊者，察色按脉，先别阴阳。审清浊，而知部分；视喘息，听音声，而知所苦；观权衡规矩，而知病所主；按尺寸，观浮沉滑涩，而知病所生。以治无过，以诊则不失矣。

病之始起也，可刺而已；其盛，可待衰而已。故因其轻而扬之，因其重而减之，因其衰而彰之。形不足者，温之以气；精不足者，补之以味。其高者，因而越之；其下者，引而竭之；中满者，泻之于内。其有邪者，渍形以为汗；其在皮者，汗而发之；其慓悍者，按而收之；其实者，散而泻之。审其阴阳，以别柔刚，阳病治阴，阴病治阳，定其血气，各守其乡，血实宜决之，气虚宜掣引之。

素问·阴阳离合论篇第六

阴阳者，数之可十，推之可百，数之可千，推之可万，万之大不可胜数，然其要一也。

素问·灵兰秘典论篇第八

心者，君主之官也，神明出焉。肺者，相傅之官，治节出焉。肝者，将军之官，谋虑出焉。胆者，中正之官，决断出焉。膻中者，臣使之官，喜乐出焉。脾胃者，仓廪之官，五味出焉。大肠者，传道之官，变化出焉。小肠者，受盛之官，化物出焉。肾者，作强之官，伎巧出焉。三焦者，决渎之官，水道出焉。膀胱者，州都之官，津液藏焉，气化则能出矣。

凡此十二官者，不得相失也。故主明则下安，以此养生则寿，殁世不殆，以为天下则大昌。主不明则十二官危，使道闭塞而不通，形乃大伤，以此养生则殃，以为天下者，其宗大危，戒之戒之。

素问·六节藏象论篇第九

天食（通"饲"，读作 sì）人以五气，地食人以五味。五气入鼻，藏于心肺，上使五色修明，音声能彰。五味入口，藏于肠胃，味有所藏，以养五气，气和而生，津液相成，神乃自生。

帝曰：藏象何如？岐伯曰：心者，生之本，神之变也，其华在面，其充在血脉，为阳中之太阳，通于夏气。肺者，气之本，魄之处也，其华在毛，其充在皮，为阳中之太阴，通于秋气。肾者，主蛰，封藏之本，精之处也，其华在发，其充在骨，为阴中之少阴，通于冬气。肝者，罢极之本，魂之居也，其华在爪，其充在筋，以生血气，其味酸，其色苍，此为阳中之少阳，通于春气。脾、胃、大肠、小肠、三焦、膀胱者，仓廪之本，营之居也，名曰器，能化糟粕，转味而入出者也，其华在唇四白，其充在肌，其味甘，其色黄，此至阴之类，通于土气。凡十一脏取决于胆也。

素问·五脏生成篇第十

心之合脉也，其荣色也，其主肾也。肺之合皮也，其荣毛也，其主心也。肝之合筋也，其荣爪也，其主肺也。脾之合肉也，其荣唇也，其主肝也。肾之合骨也，其荣发也，其主脾也。

素问·五脏别论篇第十一

脑、髓、骨、脉、胆、女子胞，此六者，地气之所生也，皆藏于阴而象于地，故藏而不泻，名曰奇恒之腑。夫胃、大肠、小肠、三焦、膀胱，此五者，天气之所生也，其气象天，故泻而不藏，此受五脏浊气，名曰传化之腑。此不能久留，输泻者也。魄门亦为五脏使，水谷不得久藏。所谓五脏者，藏精气而不泻也，故满而不能实。六腑者，传化物而不藏，故实而不能满也。

所以然者，水谷入口，则胃实而肠虚；食下，则肠实而胃虚。故曰实而不满，满而不实也。

帝曰：气口何以独为五脏主？岐伯曰：胃者，水谷之海，六腑之大源也。五味入口，藏于胃，以养五脏气，气口亦太阴也。是以五脏六腑之气味，皆出于胃，变见于气口。故五气入鼻，藏于心肺，心肺有病，而鼻为之不利也。

凡治病必察其下，适其脉，观其志意，与其病也。拘于鬼神者，不可与言至德。恶于针石者，不可与言至巧。病不许治者，病必不治，治之无功矣。

素问·异法方宜论篇第十二

故东方之域，天地之所始生也。鱼盐之地，海滨傍水，其民食鱼而嗜咸，皆安其处，美其食。鱼者使人热中，盐者胜血，故其民皆黑色疏理，其病皆为痈疡，其治宜砭石。故砭石者，亦从东方来。

西方者，金玉之域，沙石之处，天地之所收引也。其民陵居而多风，水土刚强，其民不衣而褐荐，其民华食而脂肥，故邪不能伤其形体，其病生于内，其治宜毒药。故毒药者亦从西方来。

北方者，天地所闭藏之域也。其地高陵居，风寒冰冽，其民乐野处而乳食，脏寒生满病，其治宜灸焫（ruò）。故灸焫者，亦从北方来。

南方者，天地所长养，阳之所盛处也。其地下，水土弱，雾露之所聚也。其民嗜酸而食胕，故其民皆致理而赤色，其病挛痹，其治宜微针。故九针者，亦从南方来。

中央者，其地平以湿，天地所以生万物也众。其民食杂而不劳，故其病多痿厥寒热。其治宜导引按跷。故导引按跷者，亦从中央出也。

素问·汤液醪醴论篇第十四

帝曰：形弊血尽而功不立者何？岐伯曰：神不使也。

帝曰：何谓神不使？岐伯曰：针石，道也。精神不进，志意不治，故病不可愈。今精坏神去，荣卫不可复收。何者？嗜欲无穷，而忧患不止，精气弛坏，荣泣（通"涩"，读作 sè）卫除，故神去之而病不愈也。

帝曰：夫病之始生也，极微极精，必先入结于皮肤。今良工皆称曰：病成名曰逆，则针石不能治，良药不能及也。今良工皆得其法，守其数，亲戚兄弟远近音声日闻于耳，五色日见于目，而病不愈者，亦何暇不早乎？

岐伯曰：病为本，工为标，标本不得，邪气不服，此之谓也。

帝曰：其有不从毫毛而生，五脏阳以竭也。津液充郭（通"廓"，读作 kuò），其魄独居，孤精于内，气耗于外，形不可与衣相保，此四极急而动中，是气拒于内，而形施于外，治之奈何？岐伯曰：平治于权衡，去宛陈莝（cuò），微动四极，温衣，缪刺其处，以复其形。开鬼门，洁净府，精以时服，五阳已布，疏涤五脏。故精自生，形自盛，骨肉相保，巨气乃平。

素问·脉要精微论篇第十七

诊法常以平旦，阴气未动，阳气未散，饮食未进，经脉未盛，络脉调匀，气血未乱，故乃可诊有过之脉。

切脉动静，而视精明，察五色，观五脏有余不足，六腑强弱，形之盛衰，以此参伍，决死生之分。

夫脉者，血之府也。长则气治，短则气病；数则烦心，大则病进；上盛则气高，下盛则气胀；代则气衰，细则气少，涩则心痛；浑浑革至如涌泉，病进而色弊；绵绵其去如弦绝，死。

夫精明五色者，气之华也。赤欲如白裹朱，不欲如赭；白欲如鹅羽，不欲如盐；青欲如苍璧之泽，不欲如蓝；黄欲如罗裹雄黄，不欲如黄土；黑欲如重漆色，不欲如地苍。五色精微象见矣，其寿不久也。夫精明者，所以视万物，别白黑，审短长。以长为短，以白为黑，如是则精衰矣。

五脏者，中之守也。中盛脏满，气胜伤恐者，声如从室中言，是中气之湿也；言而微，终日乃复言者，此夺气也。衣被不敛，言语善恶，不避亲疏者，此神明之乱也。仓廪不藏者，是门户不要也。水泉不止者，是膀胱不藏也。得守者生，失守者死。

夫五脏者，身之强也。头者，精明之府，头倾视深，精神将夺矣。背者，胸中之府，背曲肩随，府将坏矣。腰者，肾之府，转摇不能，肾将惫矣。膝者，筋之府，屈伸不能，行则偻附，筋将惫矣。骨者，髓之府，不能久立，行则振掉，骨将惫矣。得强则生，失强则死。

万物之外，六合之内，天地之变，阴阳之应，彼春之暖，为夏之暑，彼秋之忿，为冬之怒，四变之动，脉与之上下，以春应中规，夏应中矩，秋应中衡，冬应中权。

阴阳有时，与脉为期，期而相失，知脉所分，分之有期，故知死时。微妙在脉，不可不察，察之有纪，从阴阳始，始之有经，从五行生，生之有度，四时为宜，补写勿失，与天地如一，得一之情，以知死生。是故声合五音，色合五行，脉合阴阳。

是故持脉有道，虚静为保。

素问·平人气象论篇第十八

黄帝问曰：平人何如？岐伯对曰：人一呼脉再动，一吸脉亦再动，呼吸定息脉五动，闰以太息，命曰平人。平人者，不病也。常以不病调病人，医不病，故为病人平息，以调之为法。

人一呼脉一动，一吸脉一动，曰少气。人一呼脉三动，一吸脉三动而躁，尺热曰病温，尺不热脉滑曰病风，脉涩曰痹。人一呼脉四动以上曰死，脉绝不至曰死，乍疏乍数曰死。

平人之常气禀于胃，胃者，平人之常气也，人无胃气曰逆，逆者死。

春胃微弦曰平，弦多胃少曰肝病，但弦无胃曰死，胃而有毛曰秋病，毛甚曰今病，脏真散于肝，肝藏筋膜之气也。

夏胃微钩曰平，钩多胃少曰心病，但钩无胃曰死，胃而有石曰冬病，石甚曰今病，脏真通于心，心藏血脉之气也。

长夏胃微耎弱曰平，弱多胃少曰脾病，但代无胃曰死，耎弱有石曰冬病，弱甚曰今病，脏真濡于脾，脾藏肌肉之气也。

秋胃微毛曰平，毛多胃少曰肺病，但毛无胃曰死，毛而有弦曰春病，弦甚曰今病，脏真高于肺，以行荣卫阴阳也。

冬胃微石曰平，石多胃少曰肾病，但石无胃曰死，石而有钩曰夏病，钩甚曰今病，脏真下于肾，肾藏骨髓之气也。

胃之大络，名曰虚里，贯膈络肺，出于左乳下，其动应衣，脉宗气也。盛喘数绝者，则病在中；结而横，有积矣；绝不至，曰死。乳之下，其动应衣，宗气泄也。

脉从阴阳，病易已；脉逆阴阳，病难已。脉得四时之顺，曰病无他；脉反四时及不间脏，曰难已。

素问·玉机真脏论篇第十九

五脏受气于其所生，传之于其所胜，气舍于其所生，死于其所不胜。病之且死，必先传行至其所不胜，病乃死。此言气之逆行也，故死。肝受气于心，传之于脾，气舍于肾，至肺而死。心受气于脾，传之于肺，气舍于肝，至肾而死。脾受气于肺，传之于肾，气舍于心，至肝而死。肺受气于肾，传之于肝，气舍于脾，至心而死。肾受气于肝，传之于心，气舍于肺，至脾而死。此皆逆死也。一日一夜五分之，此所以占死生之早暮也。

五脏相通，移皆有次，五脏有病，则各传其所胜。

黄帝曰：见真脏曰死，何也？岐伯曰：五脏者，皆禀气于胃，胃者五脏之本也。脏气者，不能自致于手太阴，必因于胃气，乃至于手太阴也。故五脏各以其时，自为而至于手太阴也。故邪气胜者，精气衰也。故病甚者，胃气不能与之俱至于手太阴，故真脏之气独见，独见者，病胜脏也，故曰死。

凡治病，察其形气色泽，脉之盛衰，病之新故，乃治之，无后其时。形气相得，谓之可治；色泽以浮，谓之易已；脉从四时，谓之可治；脉弱以滑，是有胃气，命曰易治，取之以时。形气相失，谓之难治；色夭不泽，谓之难已；脉实以坚，谓之益甚；脉逆四时，为不可治。必察四难，而明告之。

所谓逆四时者，春得肺脉，夏得肾脉，秋得心脉，冬得脾脉；其至皆悬绝沉涩者，命曰逆四时。未有脏形，于春夏而脉沉涩，秋冬而脉浮大，名曰逆四时也。病热脉静，泄而脉大；脱血而脉实，病在中脉实坚，病在外脉不实坚者，皆难治。

黄帝曰：余闻虚实以决死生，愿闻其情？岐伯曰：五实死，五虚死。帝曰：愿闻五实五虚。岐伯曰：脉盛，皮热，腹胀，前后不通，闷瞀（mào），此谓五实。脉细，皮寒，气少，泄利前后，饮食不入，此谓五虚。

帝曰：其时有生者何也？岐伯曰：浆粥入胃，泄注止，则虚者活；身汗得后利，则实者活。此其候也。

素问·经脉别论篇第二十一

勇者气行则已，怯者则着（通"著"，读作 zhuó）而为病也。

故曰：诊病之道，观人勇怯、骨肉皮肤，能知其情，以为诊法也。

故春秋冬夏，四时阴阳，生病起于过用，此为常也。

食气入胃，散精于肝，淫气于筋。食气入胃，浊气归心，淫精于脉。脉气流经，经气归于肺，肺朝百脉，输精于皮毛。毛脉合精，行气于府。府精神明，留于四脏，气归于权衡。权衡以平，气口成寸，以决死生。

饮入于胃，游溢精气，上输于脾。脾气散精，上归于肺，通调水道，下输膀胱。水精四布，五经并行，合于四时五脏阴阳，揆度以为常也。

素问·脏气法时论篇第二十二

肝主春，足厥阴少阳主治，其日甲乙，肝苦急，急食甘以缓之。心主夏，手少阴太阳主治，其日丙丁，心苦缓，急食酸以收之。脾主长夏，足太阴阳明主治，其日戊己，脾苦湿，急食苦以燥之。肺主秋，手太阴阳明主治，其日庚辛，肺苦气上逆，急食苦以泄之。肾主冬，足少阴太阳主治，其日壬癸，肾苦燥，急食辛以润之，开腠理，致津液，通气也。

肝欲散，急食辛以散之，用辛补之，酸泻之。

心欲软（通"软"，读作 ruǎn），急食咸以软之，用咸补之，甘泻之。

脾欲缓，急食甘以缓之，用苦泻之，甘补之。

肺欲收，急食酸以收之，用酸补之，辛泻之。

肾欲坚，急食苦以坚之，用苦补之，咸泻之。

辛散，酸收，甘缓，苦坚，咸软。毒药攻邪，五谷为养，五果为助，五畜为益，五菜为充，气味合而服之，以补精益气。此五者，有辛酸甘苦咸，各有所利，或散或收，或缓或急，或坚或软，四时五脏，病随五味所宜也。

素问·宣明五气篇第二十三

五味所禁：辛走气，气病无多食辛；咸走血，血病无多食咸；苦走骨，骨病无多食苦；甘走肉，肉病无多食甘；酸走筋，筋病无多食酸。是谓五禁，无令多食。

五劳所伤：久视伤血，久卧伤气，久坐伤肉，久立伤骨，久行伤筋，是谓五劳所伤。

素问·宝命全形论篇第二十五

故针有悬布天下者五，黔首共余食，莫知之也。

一曰治神，二曰知养身，三曰知毒药为真，四曰制砭石小大，五曰知腑脏血气之诊。五法俱立，各有所先。

素问·八正神明论篇第二十六

上工救其萌牙，必先见三部九候之气，尽调不败而救之，故曰上工。下工救其已成，救其已败。救其已成者，言不知三部九候之相失，因病而败之也。

素问·通评虚实论篇第二十八

邪气盛则实，精气夺则虚。

凡治消瘅仆击，偏枯痿厥，气满发逆，甘肥贵人，则高粱之疾也。隔塞闭绝，上下不通，则暴忧之病也。暴厥而聋，偏塞闭不通，内气暴薄（通"迫"，读作 pò）也。不从内外中风之病，故瘦留著也。跖（zhí）跛（bǒ），寒风湿之病也。

黄疸暴痛，癫疾厥狂，久逆之所生也。五脏不平，六腑闭塞之所生也。头痛耳鸣，九窍不利，肠胃之所生也。

素问·太阴阳明论篇第二十九

黄帝问曰：太阴阳明为表里，脾胃脉也，生病而异者，何也？岐伯对曰：阴阳异位，更虚更实，更逆更从，或从内或从外，所从不同，故病异名也。

阳者，天气也，主外；阴者，地气也，主内。故阳道实，阴道虚。故犯贼风虚邪者，阳受之；食饮不节，起居不时者，阴受之。阳受之则入六腑，阴受之则入五脏。入六腑则身热，不时卧，上为喘呼；入五脏则䐜满闭塞，下为飧泄，久为肠澼（pi）。故喉主天气，咽主地气。故阳受风气，阴受湿气。

故阴气从足上行至头，而下行循臂至指端；阳气从手上行至头，而下行至足。故曰阳病者上行极而下，阴病者下行极而上。故伤于风者，上先受之；伤于湿者，下先受之。

帝曰：脾病而四肢不用何也？岐伯曰：四肢皆禀气于胃，而不得至经，必因于脾，乃得禀也。今脾病不能为胃行其津液，四肢不得禀水谷气，气日以衰，脉道不利，筋骨肌肉，皆无气以生，故不用焉。

帝曰：脾不主时何也？岐伯曰：脾者土也，治中央，常以四时长四脏，各十八日寄治，不得独主于时也。脾脏者，常著胃土之精也，土者生万物而法天地，故上下至头足，不得主时也。

帝曰：脾与胃以膜相连耳，而能为之行其津液，何也？岐伯曰：足太阴者三阴也，其脉贯胃，属脾，络嗌，故太阴为之行气于三阴。阳明者表也，五脏六腑之海也，亦为之行气于三阳。脏腑各因其经而受气于阳明，故为胃行其津液。

素问·热论篇第三十一

黄帝问曰：今夫热病者，皆伤寒之类也，或愈或死，其死皆以六七日之间，其愈皆以十日以上者，何也？不知其解，愿闻其故。岐伯对曰：巨阳者，诸阳之属也，其脉连于风府，故为诸阳主气也。人之伤于寒也，则为病热，热虽甚不死；其两感于寒而病者，必不免于死。

帝曰：愿闻其状。岐伯曰：伤寒一日，巨阳受之，故头项痛，腰脊强。二日，阳明受之，阳明主肉，其脉侠鼻络于目，故身热目疼而鼻干，不得卧也。三日，少阳受之，少阳主胆，其脉循胁络于耳，故胸胁痛而耳聋。三阳经络皆受其病，而未入于脏者，故可汗而已。四日，太阴受之，太阴脉布胃中络于嗌，故腹满而嗌干。五日，少阴受之，少阴脉贯肾络于肺，系舌本，故口燥舌干而渴。六日，厥阴受之，厥阴脉循阴器而络于肝，故烦满而囊缩。三阴三阳，五脏六腑皆受病，荣卫不行，五脏不通，则死矣。

其不两感于寒者，七日，巨阳病衰，头痛少愈；八日，阳明病衰，身热少愈；九日，少阳病衰，耳聋微闻；十日，太阴病衰，腹减如故，则思饮食；十一日，少阴病衰，渴止不满，舌干已而嚏；十二日，厥阴病衰，囊纵，少腹微下，大气皆去，病日已矣。

帝曰：治之奈何？岐伯曰：治之各通其脏脉，病日衰已矣。其未满三日者，可汗而已；其满三日者，可泄而已。

帝曰：热病已愈，时有所遗者，何也？岐伯曰：诸遗者，热甚而强食之，故有所遗也。若此者，皆病已衰而热有所藏，因其谷气相薄，两热相合，故有所遗也。帝曰：善。治遗奈何？岐伯曰：视其虚实，调其逆从，可使必已矣。帝曰：病热当何禁之？岐伯曰：病热少愈，食肉则复，多食则遗，此其禁也。

帝曰：其病两感于寒者，其脉应与其病形何如？岐伯曰：两感于寒者，病一日，则巨阳与少阴俱病，则头痛口干而烦满；二日，则阳明与太阴俱病，则腹满身热，不欲食，谵言；三日，则少阳与厥阴俱病，则耳聋囊缩而厥，水浆不入，不知人，六日死。帝曰：五脏已伤，六腑不通，荣卫不行，如是之后，三日乃死何也？岐伯曰：阳明者，十二经脉之长也，其血气盛，故不知人，三日，其气乃尽，故死矣。凡病伤寒而成温者，先夏至日者为病温，后夏至日者为病暑，暑当与汗皆出，勿止。

素问·评热病论篇第三十三

黄帝问曰：有病温者，汗出辄复热，而脉躁疾不为汗衰，狂言不能食，病名为何？岐伯对曰：病名阴阳交，交者，死也。帝曰：愿闻其说。岐伯曰：人所以汗出者，皆生于谷，谷生于精。今邪气交争于骨肉而得汗者，是邪却而精胜也。精胜，则当能食而不复热。复热者，邪气也。汗者，精气也。今汗出而辄复热者，是邪胜也，不能食者，精无俾也，病而留者，其寿可立而倾也。且夫《热论》曰：汗出而脉尚躁盛者死。今脉不与汗相应，此不胜其病也，其死明矣。狂言者，是失志，失志者死。今见三死，不见一生，虽愈必死也。

帝曰：劳风为病何如？岐伯曰：劳风法在肺下，其为病也，使人强上冥视，唾出若涕，恶风而振寒，此为劳风之病。帝曰：治之奈何？岐伯曰：以救俛仰，巨阳引精者三日，中年者五日，不精者七日。咳出青黄涕，其状如脓，大如弹丸，从口中若鼻中出，不出则伤肺，伤肺则死也。

邪之所凑，其气必虚。

素问·咳论篇第三十八

黄帝问曰：肺之令人咳，何也？岐伯对曰：五脏六腑皆令人咳，非独肺也。帝曰：愿闻其状。岐伯曰：皮毛者，肺之合也，皮毛先受邪气，邪气以从其合也。其寒饮食入胃，从肺脉上至于肺，则肺寒，肺寒则外内合邪，因而客之，则为肺咳。五脏各以其时受病，非其时，各传以与之。

人与天地相参，故五脏各以治时，感于寒则受病，微则为咳，甚者为泄、为痛。乘秋则肺先受邪，乘春则肝先受之，乘夏则心先受之，乘至阴则脾先受之，乘冬则肾先受之。

肺咳之状，咳而喘息有音，甚则唾血。心咳之状，咳则心痛，喉中介介如梗状，甚则咽肿、喉痹。肝咳之状，咳则两胁下痛，甚则不可以转，转则两胠下满。脾咳之状，咳则右胁下痛，阴阴引肩背，甚则不可以动，动则咳剧。肾咳之状，咳则腰背相引而痛，甚则咳涎。

帝曰：六腑之咳奈何？安所受病？岐伯曰：五脏之久咳，乃移于六腑。脾咳不已，则胃受之，胃咳之状，咳而呕，呕甚则长虫出。肝咳不已，则胆受之，胆咳之状，咳呕胆汁。肺咳不已，则大肠受之，大肠咳状，咳而遗失。心咳不已，则小肠受之，小肠咳状，咳而失气，气与咳俱失。肾咳不已，则膀胱受之，膀胱咳状，咳而遗溺。久咳不已，则三焦受之，三焦咳状，咳而腹满，不欲食饮。

此皆聚于胃，关于肺，使人多涕唾而面浮肿气逆也。

素问·举痛论篇第三十九

帝曰：愿闻人之五脏卒痛，何气使然？岐伯对曰：经脉流行不止，环周不休。寒气入经而稽迟，泣而不行，客于脉外则血少，客于脉中则气不通，故卒然而痛。

帝曰：其痛或卒然而止者，或痛甚不休者，或痛甚不可按者，或按之而痛止者，或按之无益者，或喘动应手者，或心与背相引而痛者，或胁肋与少腹相引而痛者，或腹痛引阴股者，或痛宿昔而成积者，或卒然痛死不知人，有少间复生者，或痛而呕者，或腹痛而后泄者，或痛而闭不通者，凡此诸痛，各不同形，别之奈何？

岐伯曰：寒气客于脉外则脉寒，脉寒则缩踡，缩踡则脉绌急，绌急则外引小络，故卒然而痛，得炅则痛立止。

因重中于寒，则痛久矣。

寒气客于经脉之中，与炅气相薄则脉满，满则痛而不可按也。

寒气稽留，炅气从上，则脉充大而血气乱，故痛甚不可按也。

寒气客于肠胃之间，膜原之下，血不得散，小络急引故痛，按之则血气散，故按之痛止。

寒气客于侠脊之脉，则深按之不能及，故按之无益也。

寒气客于冲脉，冲脉起于关元，随腹直上，寒气客则脉不通，脉不通则气因之，故喘动应手矣。

寒气客于背俞之脉则脉泣，脉泣则血虚，血虚则痛，其俞注于心，故相引而痛，按之则热气至，热气至则痛止矣。

寒气客于厥阴之脉，厥阴之脉者，络阴器系于肝，寒气客于脉中，则血泣脉急，故胁肋与少腹相引痛矣。

厥气客于阴股，寒气上及少腹，血泣在下相引，故腹痛引阴股。

寒气客于小肠膜原之间，络血之中，血泣不得注于大经，血气稽留不得行，故宿昔而成积矣。

寒气客于五脏，厥逆上泄，阴气竭，阳气未入，故卒然痛死不知人，气复反则生矣。

寒气客于肠胃，厥逆上出，故痛而呕也。寒气客于小肠，小肠不得成聚，故后泄腹痛矣。

热气留于小肠，肠中痛，瘅热焦渴，则坚干不得出，故痛而闭不通矣。

帝曰：所谓言而可知者也。视而可见奈何？岐伯曰：五脏六腑，固尽有部，视其五色，黄赤为热，白为寒，青黑为痛，此所谓视而可见者也。帝曰：扪而可得奈何？岐伯曰：视其主病之脉，坚而血及陷下者，皆可扪而得也。

余知百病生于气也。怒则气上，喜则气缓，悲则气消，恐则气下，寒则气收，炅则气泄，惊则气乱，劳则气耗，思则气结。九气不同，何病之生？岐伯曰：怒则气逆，甚则呕血及飧泄，故气上矣。喜则气和志达，荣卫通利，故气缓矣。悲则心系急，肺布叶举，而上焦不通，荣卫不散，热气在中，故气消矣。恐则精却，却则上焦闭，闭则气还，还则下焦胀，故气不行矣。寒则腠理闭，气不行，故气收矣。炅则腠理开，荣卫通，汗大泄，故气泄。惊则心无所倚，神无所归，虑无所定，故气乱矣。劳则喘息汗出，外内皆越，故气耗矣。思则心有所存，神有所归，正气留而不行，故气结矣。

素问·风论篇第四十二

风者，善行而数变。

故风者，百病之长也，至其变化，乃为他病也，无常方，然致有风气也。

素问·痹论篇第四十三

黄帝问曰：痹之安生？岐伯对曰：风寒湿三气杂至，合而为痹也。其风气胜者为行痹，寒气胜者为痛痹，湿气胜者为著（zhuó）痹也。

帝曰：其有五者何也？岐伯曰：以冬遇此者为

骨痹；以春遇此者为筋痹；以夏遇此者为脉痹；以至阴遇此者为肌痹；以秋遇此者为皮痹。

帝曰：内舍五脏六腑，何气使然？岐伯曰：五脏皆有合，病久而不去者，内舍于其合也。故骨痹不已，复感于邪，内舍于肾；筋痹不已，复感于邪，内舍于肝；脉痹不已，复感于邪，内舍于心；肌痹不已，复感于邪，内舍于脾；皮痹不已，复感于邪，内舍于肺。所谓痹者，各以其时重感于风寒湿之气也。

凡痹之客五脏者，肺痹者，烦满喘而呕；心痹者，脉不通，烦则心下鼓，暴上气而喘，嗌干，善噫，厥气上则恐；肝痹者，夜卧则惊，多饮数小便，上为引如怀；肾痹者，善胀，尻（kāo）以代踵，脊以代头；脾痹者，四肢解（通"懈"，读作 xiè）㑊，发咳呕汁，上为大塞；肠痹者，数饮而出不得，中气喘争，时发飧泄；胞痹者，少腹膀胱按之内痛，若沃以汤，涩于小便，上为清涕。

阴气者，静则神藏，躁则消亡。饮食自倍，肠胃乃伤。

淫气喘息，痹聚在肺；淫气忧思，痹聚在心；淫气遗溺（通"尿"，读作 niào），痹聚在肾；淫气乏竭，痹聚在肝；淫气肌绝，痹聚在脾。诸痹不已，亦益内也。其风气胜者，其人易已也。

帝曰：痹，其时有死者，或疼久者，或易已者，其故何也？岐伯曰：其入脏者死，其留连筋骨间者疼久，其留皮肤间者易已。

帝曰：其客于六腑者，何也？岐伯曰：此亦其食饮居处，为其病本也。六腑亦各有俞，风寒湿气中其俞，而食饮应之，循俞而入，各舍其腑也。

帝曰：以针治之奈何？岐伯曰：五脏有俞，六腑有合，循脉之分，各有所发，各随其过，则病瘳也。

帝曰：荣卫之气，亦令人痹乎？岐伯曰：荣者，水谷之精气也，和调于五脏，洒陈于六腑，乃能入于脉也，故循脉上下，贯五脏，络六腑也。卫者，水谷之悍气也，其气慓疾滑利，不能入于脉也，故循皮肤之中，分肉之间，熏于肓膜，散于胸腹。逆其气则病，从其气则愈，不与风寒湿气合，故不为痹。

帝曰：善。痹，或痛，或不痛，或不仁，或寒，或热，或燥，或湿，其故何也？岐伯曰：痛者，寒气多也，有寒故痛也。其不痛不仁者，病久入深，荣卫之行涩，经络时疏，故不通，皮肤不营，故为不仁。其寒者，阳气少，阴气多，与病相益，故寒也。其热者，阳气多，阴气少，病气胜，阳遭阴，故为痹热。其多汗而濡者，此其逢湿甚也，阳气少，阴气盛，两气相感，故汗出而濡也。

帝曰：夫痹之为病，不痛何也？岐伯曰：痹在于骨则重，在于脉则血凝而不流，在于筋则屈不伸，在于肉则不仁，在于皮则寒。故具此五者，则不痛也。凡痹之类，逢寒则虫（《太素》《甲乙》作"急"，读作jí），逢热则纵。

素问·痿论篇第四十四

黄帝问曰：五脏使人痿，何也？岐伯对曰：肺主身之皮毛，心主身之血脉，肝主身之筋膜，脾主身之肌肉，肾主身之骨髓。故肺热叶焦，则皮毛虚弱急薄，著则生痿躄（bì）也。心气热，则下脉厥而上，上则下脉虚，虚则生脉痿，枢折挈，胫纵而不任地也。肝气热，则胆泄口苦，筋膜干，筋膜干则筋急而挛，发为筋痿。脾气热，则胃干而渴，肌肉不仁，发为肉痿。肾气热，则腰脊不举，骨枯而髓减，发为骨痿。

帝曰：何以得之？岐伯曰：肺者，脏之长也，为心之盖也。有所失亡，所求不得，则发肺鸣，鸣则肺热叶焦。故曰：五脏因肺热叶焦，发为痿躄，此之谓也。悲哀太甚，则胞络绝，胞络绝则阳气内动，发则心下崩，数溲血也。故《本病》曰：大经空虚，发为肌（《太素》作"脉"，义胜）痹，传为脉痿。思想无穷，所愿不得，意淫于外，入房太甚，宗筋弛纵，发为筋痿，及为白淫。故《下经》曰：筋痿者，生于肝，使内也。有渐于湿，以水为事，若有所留，居处相湿，肌肉濡渍，痹而不仁，发为肉痿。故《下经》曰：肉痿者，得之湿地也。有所远行劳倦，逢大热而渴，渴则阳气内伐，内伐则热舍于肾。肾者水脏也，今水不胜火，则骨枯而髓虚，故足不任身，发为骨痿。故《下经》曰：骨痿者，生于大热也。

帝曰：何以别之？岐伯曰：肺热者，色白而毛败；心热者，色赤而络脉溢；肝热者，色苍而爪枯；脾热者，色黄而肉蠕动；肾热者，色黑而齿槁。

帝曰：如夫子言可矣。论言治痿者独取阳明，何也？岐伯曰：阳明者，五脏六腑之海，主闰宗筋，宗筋主束骨而利机关也。冲脉者，经脉之海也，主渗灌溪谷，与阳明合于宗筋，阴阳揔（通"总"，读作zǒng）宗筋之会，会于气街，而阳明为之长，皆属于带脉，而络于督脉。故阳明虚则宗筋纵，带脉不引，故足痿不用也。

帝曰：治之奈何？岐伯曰：各补其荥而通其俞，调其虚实，和其逆顺，筋脉骨肉，各以其时受月，则病已矣。

素问·刺禁论篇第五十二

黄帝问曰：愿闻禁数。岐伯对曰：脏有要害，不可不察。肝生于左，肺藏于右，心部于表，肾治于里，脾为之使，胃为之市。

素问·水热穴论篇第六十一

黄帝问曰：少阴何以主肾？肾何以主水？岐伯对曰：肾者，至阴也，至阴者盛水也；肺者，太阴也，少阴者，冬脉也。故其本在肾，其末在肺，皆积水也。

帝曰：肾何以能聚水而生病？岐伯曰：肾者，胃之关也，关门不利，故聚水而从其类也。上下溢于皮肤，故为胕肿。胕肿者，聚水而生病也。

帝曰：诸水皆生于肾乎？岐伯曰：肾者，牝（pìn）脏也，地气上者属于肾，而生水液也，故曰至阴。勇而劳甚则肾汗出，肾汗出逢于风，内不得入于脏腑，外不得越于皮肤，客于玄府，行于皮里，传为胕肿，本之于肾，名曰风水。

素问·调经论篇第六十二

夫心藏神，肺藏气，肝藏血，脾藏肉，肾藏志，而此成形。志意通，内连骨髓，而成身形五脏。五脏之道，皆出于经隧，以行血气，血气不和，百病乃变化而生，是故守经隧焉。

气血以并，阴阳相倾，气乱于卫，血逆于经，血气离居，一实一虚。

有者为实，无者为虚，故气并则无血，血并则无气，今血与气相失，故为虚焉。络之与孙脉俱输于经，血与气并，则为实焉。血之与气并走于上，则为大厥，厥则暴死，气复反则生，不反则死。

帝曰：实者何道从来，虚者何道从去？虚实之要，愿闻其故。岐伯曰：夫阴与阳，皆有俞会。阳注于阴，阴满之外，阴阳匀平，以充其形，九候若一，命曰平人。

夫邪之生也，或生于阴，或生于阳。其生于阳者，得之风雨寒暑；其生于阴者，得之饮食居处，阴阳喜怒。

帝曰：风雨之伤人奈何？岐伯曰：风雨之伤人也，先客于皮肤，传入于孙脉，孙脉满则传入于络脉，络脉满则输于大经脉。血气与邪并，客于分腠之间，其脉坚大，故曰实。实者外坚充满，不可按之，按之则痛。

帝曰：寒湿之伤人奈何？岐伯曰：寒湿之中人也，皮肤不收，肌肉坚紧，荣血泣，卫气去，故曰虚。

虚者，聂辟（《太素》作摄辟，指肌肤皱褶，痉挛，读作zhě bì）气不足，按之则气足以温之，故快然而不痛。

帝曰：善。阴之生实奈何？岐伯曰：喜怒不节，则阴气上逆，上逆则下虚，下虚则阳气走之，故曰实矣。

帝曰：阴之生虚奈何？岐伯曰：喜则气下，悲则气消，消则脉虚空；因寒饮食，寒气熏满，则血泣气去，故曰虚矣。

帝曰：经言阳虚则外寒，阴虚则内热，阳盛则外热，阴盛则内寒。余已闻之矣，不知其所由然也。

岐伯曰：阳受气于上焦，以温皮肤分肉之间，今寒气在外，则上焦不通，上焦不通，则寒独留于外，故寒栗。帝曰：阴虚生内热奈何？岐伯曰：有所劳倦，形气衰少，谷气不盛，上焦不行，下脘不通，胃气热，热气熏胸中，故内热。帝曰：阳盛生外热奈何？岐伯曰：上焦不通利，则皮肤致密，腠理闭塞，玄府不通，卫气不得泄越，故外热。帝曰：阴盛生内寒奈何？岐伯曰：厥气上逆，寒气积于胸中而不泻，不泻则温气去，寒独留，则血凝泣，凝则脉不通，其脉盛大以涩，故中寒。

五脏者，故得六腑与为表里，经络支节，各生虚实，其病所居，随而调之。病在脉，调之血；病在血，调之络；病在气，调之卫；病在肉，调之分肉；病在筋，调之筋；病在骨，调之骨；燔针劫刺其下及与急者；病在骨，淬针药熨；病不知所痛，两跷为上；身形有痛，九候莫病，则缪刺之；痛在于左而右脉病者，巨刺之。必谨察其九候,针道备矣。

素问·标本病传论篇第六十五

　　治反为逆,治得为从。先病而后逆者治其本;先逆而后病者治其本。先寒而后生病者治其本;先病而后生寒者治其本。先热而后生病者治其本;先热而后生中满者治其标。先病而后泄者治其本;先泄而后生他病者治其本,必且调之,乃治其他病。先病而后生中满者治其标,先中满而后烦心者治其本。人有客气,有同气。小大不利治其标,小大利治其本。病发而有余,本而标之,先治其本,后治其标。病发而不足,标而本之,先治其标,后治其本。谨察间甚,以意调之,间者并行,甚者独行。

素问·五运行大论篇第六十七

　　天地阴阳者,不以数推,以象之谓也。

　　燥以干之,暑以蒸之,风以动之,湿以润之,寒以坚之,火以温之。故风寒在下,燥热在上,湿气在中,火游行其间,寒暑六入,故令虚而生化也。

　　气有余,则制己所胜而侮所不胜;其不及,则己所不胜侮而乘之,己所胜轻而侮之。侮反受邪,侮而受邪,寡于畏也。

素问·六微旨大论篇第六十八

　　亢则害,承乃制,制则生化,外列盛衰,害则败乱,生化大病。

天气下降，气流于地；地气上升，气腾于天。故高下相召，升降相因，而变作矣。

出入废则神机化灭，升降息则气立孤危。故非出入，则无以生长壮老已；非升降，则无以生长化收藏。是以升降出入，无器不有。

故器者生化之宇，器散则分之，生化息矣。故无不出入，无不升降，化有小大，期有近远，四者之有，而贵常守，反常则灾害至矣。

素问·五常政大论篇第七十

西北之气散而寒之，东南之气收而温之，所谓同病异治也。

气始而生化，气散而有形，气布而蕃育，气终而象变，其致一也。

帝曰：有毒无毒，服有约乎？岐伯曰：病有久新，方有大小，有毒无毒，固宜常制矣。大毒治病，十去其六；常毒治病，十去其七；小毒治病，十去其八；无毒治病，十去其九。谷肉果菜，食养尽之，无使过之，伤其正也。

化不可代，时不可违。

素问·六元正纪大论篇第七十一

用寒远寒，用凉远凉，用温远温，用热远热，食宜同法。有假者反常，反是者病，所谓时也。

故风胜则动，热胜则肿，燥胜则干，寒胜则浮，湿胜则濡泄，甚则水闭胕肿，随气所在，以言其变耳。

木郁达之，火郁发之，土郁夺之，金郁泄之，水郁折之。

素问·至真要大论篇第七十四

谨察阴阳所在而调之，以平为期，正者正治，反者反治。

帝曰：善。夫百病之生也，皆生于风寒暑湿燥火，以之化之变也。经言盛者泻之，虚者补之，余锡以方士，而方士用之，尚未能十全，余欲令要道必行，桴鼓相应，犹拔刺雪污，工巧神圣，可得闻乎？岐伯曰：审察病机，无失气宜，此之谓也。

诸风掉眩，皆属于肝。诸寒收引，皆属于肾。诸气膹（fèn）郁，皆属于肺。诸湿肿满，皆属于脾。诸热瞀（mào）瘛（chì），皆属于火。诸痛痒疮，皆属于心。诸厥固泄，皆属于下。诸痿喘呕，皆属于上。诸禁鼓栗，如丧神守，皆属于火。诸痉项强，皆属于湿。诸逆冲上，皆属于火。诸胀腹大，皆属于热。诸躁狂越，皆属于火。诸暴强直，皆属于风。诸病有声，鼓之如鼓，皆属于热。诸病胕肿，疼酸惊骇，皆属于火。诸转反戾，水液浑浊，皆属于热。诸病水液，澄澈清冷，皆属于寒。诸呕吐酸，暴注下迫，皆属于热。

谨守病机，各司其属，有者求之，无者求之，盛者责之，虚者责之，必先五胜，疏其血气，令其调达，而致和平，此之谓也。

帝曰：善。五味阴阳之用何如？岐伯曰：辛甘发散为阳，酸苦涌泄为阴，咸味涌泄为阴，淡味渗泄为阳。六者或收或散，或缓或急，或燥或润，或软或坚，以所利而行之，调其气使其平也。

帝曰：非调气而得者，治之奈何？有毒无毒，何先何后？愿闻其道。岐伯曰：有毒无毒，所治为主，适大小为制也。帝曰：请言其制。岐伯曰：君一臣二，制之小也；君一臣三佐五，制之中也；君一臣三佐九，制之大也。

寒者热之，热者寒之，微者逆之，甚者从之，坚者削之，客者除之，劳者温之，结者散之，留者攻之，燥者濡之，急者缓之，散者收之，损者温之，逸者行之，惊者平之，上之下之，摩之浴之，薄之劫之，开之发之，适事为故。

帝曰：何谓逆从？岐伯曰：逆者正治，从者反治，从少从多，观其事也。帝曰：反治何谓？岐伯曰：热因寒用，寒因热用，塞因塞用，通因通用，必伏其所主，而先其所因，其始则同，其终则异，可使破积，可使溃坚，可使气和，可使必已。帝曰：善。气调而得者何如？岐伯曰：逆之从之，逆而从之，从而逆之，疏气令调，则其道也。

帝曰：善。病之中外何如？岐伯曰：从内之外者，调其内；从外之内者，治其外；从内之外而盛于外者，先调其内而后治其外；从外之内而盛于内者，先治其外而后调其内；中外不相及，则治主病。

帝曰：论言治寒以热，治热以寒，而方士不能废绳墨而更其道也。有病热者寒之而热，有病寒者热之而寒，二者皆在，新病复起，奈何治？岐伯曰：诸寒之而热者取之阴，热之而寒者取之阳，所谓求其属也。

帝曰：善。服寒而反热，服热而反寒，其故何也？岐伯曰：治其王气，是以反也。帝曰：不治王而然者何也？岐伯曰：悉乎哉问也！不治五味属也。夫五味入胃，各归所喜，故酸先入肝，苦先入心，甘先入脾，辛先入肺，咸先入肾，久而增气，物化之常也。气增而久，夭之由也。

帝曰：善。方制君臣何谓也？岐伯曰：主病之谓君，佐君之谓臣，应臣之谓使，非上下三品之谓也。帝曰：三品何谓？岐伯曰：所以明善恶之殊贯也。

帝曰：善。病之中外何如？岐伯曰：调气之方，必别阴阳，定其中外，各守其乡，内者内治，外者外治，微者调之，其次平之，盛者夺之，汗者下之，寒热温凉，衰之以属，随其攸（yōu）利，谨道如法，万举万全，气血正平，长有天命。

素问·示从容论篇第七十六

夫圣人之治病，循法守度，援物比类，化之冥冥，循上及下，何必守经。

素问·疏五过论篇第七十七

凡未诊病者，必问尝贵后贱，虽不中邪，病从内生，名曰脱营。尝富后贫，名曰失精，五气留连，病有所并。医工诊之，不在脏腑，不变躯形，诊之而疑，不知病名，身体日减，气虚无精，病深无气，洒洒然时惊。病深者，以其外耗于卫，内夺于荣。良工所失，不知病情，此亦治之一过也。

凡欲诊病者，必问饮食居处，暴乐暴苦，始乐后苦，皆伤精气。精气竭绝，形体毁沮。暴怒伤阴，暴喜伤阳。厥气上行，满脉去形。愚医治之，不知补泻，不知病情，精华日脱，邪气乃并，此治之二过也。

善为脉者，必以比类奇恒从容知之，为工而不知道，此诊之不足贵，此治之三过也。

诊有三常，必问贵贱，封君败伤，及欲侯王。故贵脱势，虽不中邪，精神内伤，身必败亡。始富后贫，虽不伤邪，皮焦筋屈，痿躄为挛。医不能严，不能动神，外为柔弱，乱至失常，病不能移，则医事不行，此治之四过也。

凡诊者，必知终始，有知余绪，切脉问名，当合男女。离绝菀（通"郁"，读作 yù）结，忧恐喜怒，五脏空虚，血气离守，工不能知，何术之语。尝富大伤，斩筋绝脉，身体复行，令泽不息，故伤败结，留薄归阳，脓积寒炅。粗工治之，亟刺阴阳，身体解散，四肢转筋，死日有期，医不能明，不问所发，惟言死日，亦为粗工，此治之五过也。

故曰：圣人之治病也，必知天地阴阳，四时经纪，五脏六腑，雌雄表里。刺灸砭石，毒药所主，从容人事，以明经道，贵贱贫富，各异品理，问年少长，勇怯之理，审于分部，知病本始，八正九候，诊必副矣。治病之道，气内为宝，循求其理，求之不得，过在表里。守数据治，无失俞理，能行此术，终身不殆。不知俞理，五脏菀熟，痈发六腑。诊病不审，是谓失常，谨守此治，与经相明。《上经》《下经》，《揆度》《阴阳》，《奇恒》《五中》，决以明堂，审于始终，可以横行。

素问·征四失论篇第七十八

诊不知阴阳逆从之理，此治之一失矣。

受师不卒，妄作杂术，谬言为道，更名自功，妄用砭石，后遗身咎，此治之二失也。

不适贫富贵贱之居，坐之薄厚，形之寒温，不适饮食之宜，不别人之勇怯，不知比类，足以自乱，不足以自明，此治之三失也。

诊病不问其始，忧患饮食之失节，起居之过度，或伤于毒，不先言此，卒持寸口，何病能中，妄言作名，为粗所穷，此治之四失也。

灵枢·九针十二原第一

刺之要，气至而有效，效之信，若风之吹云，明乎若见苍天，刺之道毕矣。

灵枢·本输第二

肺合大肠，大肠者，传道之腑。心合小肠，小肠者，受盛之腑。肝合胆，胆者，中精之腑。脾合胃，胃者，五谷之腑。肾合膀胱，膀胱者，津液之腑也。少阳（《太素》《甲乙》并作"阴"）属肾，肾上连肺，故将两脏。三焦者，中渎（dú）之腑也，水道出焉，属膀胱，是孤之腑也。是六腑之所与合者。

灵枢·邪气脏腑病形第四

黄帝曰：邪之中人脏奈何？岐伯曰：愁忧恐惧则伤心。形寒寒饮则伤肺，以其两寒相感，中外皆伤，故气逆而上行。有所堕坠，恶血留内，若有所大怒，气上而不下，积于胁下，则伤肝。有所击仆，若醉入房，汗出当风，则伤脾。有所用力举重，若入房过度，汗出浴水，则伤肾。

灵枢·寿夭刚柔第六

黄帝问于少师曰：余闻人之生也，有刚有柔，有弱有强，有短有长，有阴有阳，愿闻其方。

灵枢·本神第八

天之在我者德也，地之在我者气也，德流气薄而生者也。故生之来谓之精，两精相搏谓之神，随神往来者谓之魂，并精而出入者谓之魄，所以任物者谓之心，心有所忆谓之意，意之所存谓之志，因志而存变谓之思，因思而远慕谓之虑，因虑而处物谓之智。故智者之养生也，必顺四时而适寒暑，和喜怒而安居处，节阴阳而调刚柔，如是则僻邪不至，长生久视。

是故怵（chù）惕思虑者则伤神，神伤则恐惧，流淫而不止。因悲哀动中者，竭绝而失生。喜乐者，神惮（dàn）散而不藏。愁忧者，气闭塞而不行。盛怒者，迷惑而不治。恐惧者，神荡惮而不收。

心，怵惕思虑则伤神，神伤则恐惧自失，破䐃（jùn）脱肉，毛悴（cuì）色夭，死于冬。脾，愁忧而不解则伤意，意伤则悗乱，四肢不举，毛悴色夭，死于春。肝，悲哀动中则伤魂，魂伤则狂忘不精，不精则不正，当人阴缩而挛筋，两胁骨不举，毛悴色夭，死于秋。肺，喜乐无极则伤魄，魄伤则狂，狂者意不存人，皮革焦，毛悴色夭，死于夏。肾，盛怒而不止则伤志，志伤则喜忘其前言，腰脊不可以俯仰屈伸，毛悴色夭，死于季夏。恐惧而不解则伤精，精伤则骨酸痿厥，精时自下。

是故五脏主藏精者也，不可伤，伤则失守而阴虚，阴虚则无气，无气则死矣。是故用针者，察观病人之态，以知精神魂魄之存亡得失之意，五者以伤，针不可以治之也。

肝藏血，血舍魂，肝气虚则恐，实则怒。脾藏营，营舍意，脾气虚则四肢不用，五脏不安，实则腹胀，经溲不利。心藏脉，脉舍神，心气虚则悲，实则笑不休。肺藏气，气舍魄，肺气虚则鼻塞不利少气，实则喘喝胸盈仰息。肾藏精，精舍志，肾气虚则厥，实则胀，五脏不安。

灵枢·经脉第十

雷公问于黄帝曰：《禁脉》之言，凡刺之理，经脉为始，营其所行，制其度量，内次五脏，外别六腑，愿尽闻其道。黄帝曰：人始生，先成精，精成而脑髓生，骨为干，脉为营，筋为刚，肉为墙，皮肤坚而毛发长，谷入于胃，脉道以通，血气乃行。雷公曰：愿卒闻经脉之始生。黄帝曰：经脉者，所以能决死生，处百病，调虚实，不可不通。

肺手太阴之脉，起于中焦，下络大肠，还循胃口，上膈属肺，从肺系横出腋下，下循臑（nào）内，行少阴、心主之前，下肘中，循臂内上骨下廉，入寸口，上鱼，循鱼际，出大指之端；其支者，从腕后直出次指内廉，出其端。

大肠手阳明之脉，起于大指次指之端，循指上廉，出合谷两骨之间，上入两筋之中，循臂上廉，入肘外廉，上臑外前廉，上肩，出髃（yú）骨之前廉，上出于柱骨之会上，下入缺盆，络肺，下膈属大肠；其支者，从缺盆上颈贯颊，入下齿中，还出挟口，交人中，左之右，右之左，上挟鼻孔。

胃足阳明之脉，起于鼻之交頞（è）中，旁纳太阳之脉，下循鼻外，入上齿中，还出挟口环唇，下交承浆，却循颐（yí）后下廉，出大迎，循颊车，上耳前，过客主人，循发际，至额颅；其支者，从大迎前下人迎，循喉咙，入缺盆，下膈属胃络脾；其直者，从缺盆下乳内廉，下挟脐，入气街中；其支者，起于胃口，下循腹里，下至气街中而合，以下髀关，抵伏兔，下膝膑中，下循胫外廉，下足跗，入中指内间；其支者，下廉三寸而别，下入中指外间；其支者，别跗上，入大指间，出其端。

脾足太阴之脉，起于大指之端，循指内侧白肉际，过核骨后，上内踝前廉，上踹（"腨"字之误，读作 shuàn）内，循胫骨后，交出厥阴之前，上膝股内前廉，入腹属脾络胃，上膈，挟咽，连舌本，散舌下；其支者，复从胃，别上膈，注心中。

心手少阴之脉，起于心中，出属心系，下膈络小肠；其支者，从心系上挟咽，系目系；其直者，复从心系却上肺，下出腋下，下循臑内后廉，行太阴、心主之后，下肘内，循臂内后廉，抵掌后锐骨之端，入掌内后廉，循小指之内出其端。

小肠手太阳之脉，起于小指之端，循手外侧上腕，出踝中，直上循臂骨下廉，出肘内侧两筋之间，上循臑外后廉，出肩解，绕肩胛，交肩上，入缺盆络心，循咽下膈，抵胃属小肠；其支者，从缺盆循颈上颊，至目锐眦，却入耳中；其支者，别颊上𬱖（zhuō）抵鼻，至目内眦，斜络于颧。

膀胱足太阳之脉，起于目内眦，上额交巅；其支者，从巅至耳上角；其直者，从巅入络脑，还出别下项，循肩髆（bó）内，挟脊抵腰中，入循膂（lǚ），络肾属膀胱；其支者，从腰中下挟脊贯臀，入腘中；其支者，从髆内左右别下贯胛，挟脊内，过髀（bì）枢，循髀外从后廉下合腘中，以下贯踹内，出外踝之后，循京骨，至小指外侧。

肾足少阴之脉，起于小指之下，邪走足心，出于然谷之下，循内踝之后，别入跟中，以上踹内，出腘内廉，上股内后廉，贯脊属肾络膀胱；其直者，从肾上贯肝膈，入肺中，循喉咙，挟舌本；其支者，从肺出络心，注胸中。

心主手厥阴心包络之脉，起于胸中，出属心包络，下膈，历络三焦；其支者，循胸出胁，下腋三寸，上抵腋，下循臑内，行太阴少阴之间，入肘中，下臂行两筋之间，入掌中，循中指出其端；其支者，别掌中，循小指次指出其端。

三焦手少阳之脉，起于小指次指之端，上出两指之间，循手表腕，出臂外两骨之间，上贯肘，循臑外上肩，而交出足少阳之后，入缺盆，布膻中，散落心包，下膈，循属三焦；其支者，从膻中上出缺盆，上项，系耳后，直上出耳上角，以屈下颊至䫜；其支者，从耳后入耳中，出走耳前，过客主人前，交颊，至目锐眦。

胆足少阳之脉，起于目锐眦，上抵头角，下耳后，循颈，行手少阳之前，至肩上，却交出手少阳之后，入缺盆；其支者，从耳后入耳中，出走耳前，至目锐眦后；其支者，别锐眦，下大迎，合于手少阳，抵于䫜，下加颊车，下颈合缺盆，以下胸中，贯膈络肝属胆，循胁里，出气街，绕毛际，横入髀厌中；其直者，从缺盆下腋，循胸过季胁，下合髀厌中，以下循髀阳，出膝外廉，下外辅骨之前，直下抵绝骨之端，下出外踝之前，循足跗上，入小指次指之间；其支者，别跗上，入大指之间，循大指歧骨内出其端，还贯爪甲，出三毛。

肝足厥阴之脉，起于大指丛毛之际，上循足跗上廉，去内踝一寸，上踝八寸，交出太阴之后，上腘内廉,循股阴,入毛中,过阴器,抵小腹,挟胃属肝络胆,上贯膈,布胁肋,循喉咙之后,上入颃(háng)颡(sǎng),连目系,上出额,与督脉会于巅;其支者,从目系下颊里,环唇内;其支者,复从肝别贯膈,上注肺。

经脉十二者,伏行分肉之间,深而不见;其常见者,足太阴过于外(《太素》作"内",当据改)踝之上,无所隐故也。诸脉之浮而常见者,皆络脉也。六经络手阳明少阳之大络,起于五指间,上合肘中。饮酒者,卫气先行皮肤,先充络脉,络脉先盛。故卫气已平,营气乃满,而经脉大盛。脉之卒然动者,皆邪气居之,留于本末。不动则热,不坚则陷且空,不与众同,是以知其何脉之动也。

雷公曰:何以知经脉之与络脉异也?黄帝曰:经脉者,常不可见也,其虚实也,以气口知之。脉之见者,皆络脉也。

灵枢·营卫生会第十八

人受气于谷,谷入于胃,以传与肺,五脏六腑,皆以受气。其清者为营,浊者为卫,营在脉中,卫在脉外,营周不休,五十而复大会。阴阳相贯,如环无端。卫气行于阴二十五度,行于阳二十五度,分为昼夜,故气至阳而起,至阴而止。故曰:日中而阳陇为重阳,夜半而阴陇为重阴。故太阴主内,太阳主外,各行二十五度,分为昼夜。夜半为阴陇,夜半后而为阴衰,平旦阴尽而阳受气矣。日中而阳陇,日西而阳衰，日入阳尽而阴受气矣。夜半而大会，万民皆卧，命曰合阴，平旦阴尽而阳受气，如是无已，与天地同纪。

壮者之气血盛，其肌肉滑，气道通，荣卫之行，不失其常，故昼精而夜瞑。老者之气血衰，其肌肉枯，气道涩，五脏之气相搏，其营气衰少而卫气内伐，故昼不精，夜不瞑。

黄帝曰：愿闻中焦之所出。岐伯答曰：中焦亦并胃中，出上焦之后，此所受气者，泌糟粕，蒸津液，化其精微，上注于肺脉，乃化而为血，以奉生身，莫贵于此，故独得行于经隧，命曰营气。

黄帝曰：夫血之与气，异名同类。何谓也？岐伯答曰：营卫者，精气也；血者，神气也。故血之与气，异名同类焉。故夺血者无汗，夺汗者无血。故人生有两死，而无两生。

上焦如雾，中焦如沤（òu），下焦如渎，此之谓也。

灵枢·热病第二十三

热病已得汗而脉尚躁盛，此阴脉之极也，死；其得汗而脉静者，生。热病者脉尚盛躁而不得汗者，此阳脉之极也，死；脉盛躁得汗静者，生。

灵枢·厥病第二十四

真头痛，头痛甚，脑尽痛，手足寒至节，死不治。

真心痛，手足清至节，心痛甚，旦发夕死，夕发旦死。心痛不可刺者，中有盛聚，不可取于腧。

灵枢·口问第二十八

故邪之所在，皆为不足。故上气不足，脑为之不满，耳为之苦鸣，头为之苦倾，目为之眩；中气不足，溲便为之变，肠为之苦鸣；下气不足，则乃为痿厥心悗。

灵枢·决气第三十

黄帝曰：余闻人有精、气、津、液、血、脉，余意以为一气耳，今乃辨为六名，余不知其所以然。岐伯曰：两神相搏，合而成形，常先身生，是谓精。何谓气？岐伯曰：上焦开发，宣五谷味，熏肤充身泽毛，若雾露之溉，是谓气。何谓津？岐伯曰：腠理发泄，汗出溱溱（zhēn），是谓津。何谓液？岐伯曰：谷入气满，淖（nào）泽注于骨，骨属屈伸，泄泽补益脑髓，皮肤润泽，是谓液。何谓血？岐伯曰：中焦受气取汁，变化而赤，是谓血。何谓脉？岐伯曰：壅遏营气，令无所避，是谓脉。

黄帝曰：六气者，有余不足，气之多少，脑髓之虚实，血脉之清浊，何以知之？岐伯曰：精脱者，耳聋；气脱者，目不明；津脱者，腠理开，汗大泄；液脱者，骨属屈伸不利，色夭，脑髓消，胫酸，耳数鸣；血脱者，色白，夭然不泽，其脉空虚，此其候也。

黄帝曰：六气者，贵贱何如？岐伯曰：六气者，各有部主也，其贵贱善恶，可为常主，然五谷与胃为大海也。

灵枢·阴阳系日月第四十--

且夫阴阳者，有名而无形，故数之可十，离之可百，散之可千，推之可万，此之谓也。

灵枢·顺气一日分为四时第四十四

夫百病之所始生者，必起于燥湿寒暑风雨，阴阳喜怒，饮食居处，气合而有形，得脏而有名，余知其然也。

夫百病者，多以旦慧、昼安、夕加、夜甚，何也？岐伯曰：四时之气使然。黄帝曰：愿闻四时之气。岐伯曰：春生、夏长、秋收、冬藏，是气之常也，人亦应之。以一日分为四时，朝则为春，日中为夏，日入为秋，夜半为冬。朝则人气始生，病气衰，故旦慧；日中人气长，长则胜邪，故安；夕则人气始衰，邪气始生，故加；夜半人气入脏，邪气独居于身，故甚也。

黄帝曰：其时有反者何也？岐伯曰：是不应四时之气，脏独主其病者，是必以脏气之所不胜时者甚，以其所胜时者起也。黄帝曰：治之奈何？岐伯曰：顺天之时，而病可与期。顺者为工，逆者为粗。

灵枢·本脏第四十七

人之血气精神者，所以奉生而周于性命者也。经脉者，所以行血气而营阴阳，濡筋骨，利关节者也。卫气者，所以温分肉，充皮肤，肥腠理，司开阖者也。志意者，所以御精神，收魂魄，适寒温，和喜怒者也。是故血和则经脉流行，营复阴阳，筋骨劲强，关节清利矣。卫气和则分肉解（xiè）利，皮肤调柔，腠理致密矣。志意和则精神专直，魂魄不散，悔怒不起，五脏不受邪矣。寒温和则六腑化谷，风痹不作，经脉通利，肢节得安矣。此人之常平也。五脏者，所以藏精神血气魂魄者也。六腑者，所以化水谷而行津液者也。

灵枢·五色第四十九

沉浊为内，浮泽为外，黄赤为风，青黑为痛，白为寒，黄而膏润为脓，赤甚者为血，痛甚为挛，寒甚为皮不仁。五色各见其部，察其浮沉，以知浅深；察其泽夭，以观成败；察其散抟，以知远近；视色上下，以知病处；积神于心，以知往今。

灵枢·天年第五十四

以母为基，以父为楯（shǔn），失神者死，得神者生也。

血气已和，荣卫已通，五脏已成，神气舍心，魂魄毕具，乃成为人。

灵枢·水胀第五十七

黄帝问于岐伯曰：水与肤胀、鼓胀、肠覃（通"蕈"，读作 xùn）、石瘕、石水，何以别之？岐伯曰：水始起也，目窠（kē）上微肿，如新卧起之状，其颈脉动，时咳，阴股间寒，足胫肿，腹乃大，其水已成矣。

以手按其腹,随手而起,如裹水之状,此其候也。

黄帝曰:肤胀何以候之?岐伯曰:肤胀者,寒气客于皮肤之间,鼕鼕然不坚,腹大,身尽肿,皮厚,按其腹,窅(yǎo)而不起,腹色不变,此其候也。

鼓胀何如?岐伯曰:腹胀身皆大,大与肤胀等也,色苍黄,腹筋起,此其候也。

肠覃何如?岐伯曰:寒气客于肠外,与卫气相搏,气不得荣,因有所系,癖而内著,恶气乃起,瘜肉乃生。其始生也,大如鸡卵,稍以益大,至其成,如怀子之状,久者离岁,按之则坚,推之则移,月事以时下,此其候也。

石瘕何如?岐伯曰:石瘕生于胞中,寒气客于子门,子门闭塞,气不得通,恶血当泻不泻,衃(pēi)以留止,日以益大,状如怀子,月事不以时下,皆生于女子,可导而下。

灵枢·阴阳二十五人第六十四

天地之间,六合之内,不离于五,人亦应之。

灵枢·百病始生第六十六

黄帝问于岐伯曰:夫百病之始生也,皆生于风雨寒暑,清湿喜怒。喜怒不节则伤脏,风雨则伤上,清湿则伤下。三部之气,所伤异类,愿闻其会。岐伯曰:三部之气各不同,或起于阴,或起于阳,请言其方。喜怒不节则伤脏,脏伤则病起于阴也;清湿袭虚,则病起于下;风雨袭虚,则病起于上,是谓三部。至于其淫泆(yì)，不可胜数。

风雨寒热，不得虚，邪不能独伤人。卒然逢疾风暴雨而不病者，盖无虚，故邪不能独伤人。此必因虚邪之风，与其身形，两虚相得，乃客其形，两实相逢，众人肉坚。其中于虚邪也，因于天时，与其身形，参以虚实，大病乃成。气有定舍，因处为名，上下中外，分为三员。

黄帝曰：其生于阴者奈何？岐伯曰：忧思伤心；重寒伤肺；忿怒伤肝；醉以入房，汗出当风伤脾；用力过度，若入房汗出浴，则伤肾。此内外三部之所生病者也。

灵枢·邪客第七十一

黄帝问于伯高曰：夫邪气之客人也，或令人目不暝不卧出者，何气使然？伯高曰：五谷入于胃也，其糟粕、津液、宗气分为三隧。故宗气积于胸中，出于喉咙，以贯心脉，而行呼吸焉。营气者，泌其津液，注之于脉，化以为血，以荣四末，内注五脏六腑，以应刻数焉。卫气者，出其悍气之慓疾，而先行于四末分肉皮肤之间而不休者也。昼日行于阳，夜行于阴，常从足少阴之分间，行于五脏六腑。今厥气客于五脏六腑，则卫气独卫其外，行于阳，不得入于阴。行于阳则阳气盛，阳气盛则阳跷满，不得入于阴，阴虚，故目不暝。

黄帝曰：善。治之奈何？伯高曰：补其不足，泻其有余，调其虚实，以通其道而去其邪。饮以半夏汤一剂，阴阳已通，其卧立至。黄帝曰：善。此所谓决渎壅塞，经络大通，阴阳和得者也。愿闻其方。伯高曰：其汤方以流水千里以外者八升，扬之万遍，取其清五升煮之，炊以苇薪，火沸，置秫米一升，治半夏五合，徐炊，令竭为一升半，去其滓，饮汁一小杯，日三，稍益，以知为度。故其病新发者，覆杯则卧，汗出则已矣。久者，三饮而已也。

灵枢·通天第七十二

盖有太阴之人，少阴之人，太阳之人，少阳之人，阴阳和平之人，凡五人者，其态不同，其筋骨气血各不等。

灵枢·刺节真邪第七十五

真气者，所受于天，与谷气并而充身也。

灵枢·九宫八风第七十七

谨候虚风而避之，故圣人日避虚邪之道，如避矢石然，邪弗能害，此之谓也。

灵枢·大惑论第八十

五脏六腑之精气，皆上注于目而为之精。精之窠（kē）为眼，骨之精为瞳子，筋之精为黑眼，血之精为络，其窠气之精为白眼，肌肉之精为约束，裹撷（xié）筋骨血气之精而与脉并为系，上属于脑，后出于项中。

《伤寒论》

辨太阳病脉证并治上

太阳之为病，脉浮，头项强痛而恶寒。（1）

太阳病，发热，汗出，恶风，脉缓者，名为中风。（2）

太阳病，或已发热，或未发热，必恶寒，体痛，呕逆，脉阴阳俱紧者，名为伤寒。（3）

伤寒一日，太阳受之，脉若静者，为不传；颇欲吐，若躁烦，脉数急者，为传也。（4）

伤寒二三日，阳明、少阳证不见者，为不传也。（5）

太阳病，发热而渴，不恶寒者，为温病。若发汗已，身灼热者，名风温。风温为病，脉阴阳俱浮，自汗出，身重，多眠睡，鼻息必鼾，语言难出。若被下者，小便不利，直视失溲。若被火者，微发黄色，剧则如惊痫，时瘛（chì）疭（zòng）。若火熏之，一逆尚引日，再逆促命期。（6）

病有发热恶寒者，发于阳也；无热恶寒者，发于阴也。（7）

太阳病，头痛至七日以上自愈者，以行其经尽故

也。若欲作再经者,针足阳明,使经不传则愈。(8)

病人身大热,反欲得近衣者,热在皮肤,寒在骨髓也;身大寒,反不欲近衣者,寒在皮肤,热在骨髓也。(11)

太阳中风,阳浮而阴弱,阳浮者,热自发,阴弱者,汗自出。啬(sè)啬恶寒,淅(xī)淅恶风,翕(xī)翕发热,鼻鸣干呕者,桂枝汤主之。(12)

桂枝汤方

桂枝三两,去皮　芍药三两　甘草二两,炙
生姜三两,切　大枣十二枚,擘

上五味,㕮(fǔ)咀(jǔ)三味。以水七升,微火煮取三升,去滓,适寒温,服一升。服已须臾,啜(chuò)热稀粥一升余,以助药力。温覆令一时许,遍身漐(zhé)漐微似有汗者益佳,不可令如水流漓,病必不除。若一服汗出病差(通"瘥",读作 chài),停后服,不必尽剂。若不汗,更服依前法。又不汗,后服小促其间,半日许,令三服尽。若病重者,一日一夜服,周时观之。服一剂尽,病证犹在者,更作服。若汗不出者,乃服至二三剂。禁生冷、黏滑、肉面、五辛、酒酪、臭恶等物。

太阳病,头痛,发热,汗出,恶风,桂枝汤主之。(13)

太阳病,项背强几几,反汗出恶风者,桂枝加葛根汤主之。(14)

桂枝加葛根汤方

葛根四两　麻黄三两,去节　芍药二两　生姜

三两,切 甘草二两,炙 大枣十二枚,擘 桂枝二两,去皮

上七味,以水一斗,先煮麻黄、葛根,减二升,去上沫,内诸药,煮取三升,去滓。温服一升。覆取微似汗,不须啜粥,余如桂枝法将息及禁忌。臣亿等谨按:仲景本论,太阳中风自汗用桂枝,伤寒无汗用麻黄。今证云汗出恶风,而方中有麻黄,恐非本意也。第三卷有葛根汤证,云无汗,恶风,正与此方同,是合用麻黄也。此云桂枝加葛根汤,恐是桂枝中但加葛根耳。

太阳病,下之后,其气上冲者,可与桂枝汤,方用前法,若不上冲者,不得与之。(15)

太阳病三日,已发汗,若吐、若下、若温针,仍不解者,此为坏病,桂枝不中与之也。观其脉证,知犯何逆,随证治之。桂枝本为解肌,若其人脉浮紧,发热汗不出者,不可与之也。常须识此,勿令误也。(16)

若酒客病,不可与桂枝汤,得之则呕,以酒客不喜甘故也。(17)

喘家,作桂枝汤,加厚朴杏子佳。(18)

凡服桂枝汤吐者,其后必吐脓血也。(19)

太阳病,发汗,遂漏不止,其人恶风,小便难,四肢微急,难以屈伸者,桂枝加附子汤主之。(20)

桂枝加附子汤方

桂枝三两,去皮 芍药三两 甘草三两,炙 生姜三两,切 大枣十二枚,擘 附子一枚,炮,去皮,破八片

上六味，以水七升，煮取三升，去滓，温服一升。本云桂枝汤，今加附子。将息如前法。

太阳病，下之后，脉促胸满者，桂枝去芍药汤主之。（21）

桂枝去芍药汤方

桂枝三两，去皮　甘草二两，炙　生姜三两，切大枣十二枚，擘

上四味，以水七升，煮取三升，去滓，温服一升。本云桂枝汤，今去芍药。将息如前法。

若微寒者，桂枝去芍药加附子汤主之。（22）

桂枝去芍药加附子汤方

桂枝三两，去皮　甘草二两，炙　生姜三两，切大枣十二枚，擘　附子一枚，炮，去皮，破八片

上五味，以水七升，煮取三升，去滓，温服一升。本云桂枝汤，今去芍药加附子。将息如前法。

太阳病，得之八九日，如疟状，发热恶寒，热多寒少，其人不呕，清便欲自可，一日二三度发。脉微缓者，为欲愈也；脉微而恶寒者，此阴阳俱虚，不可更发汗、更下、更吐也；面色反有热色者，未欲解也，以其不能得小汗出，身必痒，宜桂枝麻黄各半汤。（23）

桂枝麻黄各半汤方

桂枝一两十六铢，去皮　芍药　生姜切　甘草炙　麻黄各一两，去节　大枣四枚，擘　杏仁二十四枚，汤浸，去皮尖及两仁者

上七味，以水五升，先煮麻黄一二沸，去上沫，内诸药，煮取一升八合，去滓。温服六合。本云，桂

枝汤三合，麻黄汤三合，并为六合，顿服。将息如上法。臣亿等谨按：桂枝汤方，桂枝、芍药、生姜各三两，甘草二两，大枣十二枚。麻黄汤方，麻黄三两，桂枝二两，甘草一两，杏仁七十个。今以算法约之，二汤各取三分之一，即得桂枝一两十六铢，芍药、生姜、甘草各一两，大枣四枚，杏仁二十三个零三分枚之一，收之得二十四个，合方。详此方乃三分之一，非各半也，宜云合半汤。

太阳病，初服桂枝汤，反烦不解者，先刺风池、风府，却与桂枝汤则愈。（24）

服桂枝汤，大汗出，脉洪大者，与桂枝汤如前法；若形似疟，一日再发者，汗出必解，宜桂枝二麻黄一汤。（25）

桂枝二麻黄一汤方

桂枝一两十七铢，去皮　芍药一两六铢　麻黄十六铢，去节　生姜一两六铢，切　杏仁十六个，去皮尖　甘草一两二铢，炙　大枣五枚，擘

上七味，以水五升，先煮麻黄一二沸，去上沫，内诸药，煮取二升，去滓，温服一升，日再服。本云，桂枝汤二分，麻黄汤一分，合为二升，分再服。今合为一方，将息如前法。臣亿等谨按：桂枝汤方，桂枝、芍药、生姜各三两，甘草二两，大枣十二枚。麻黄汤方，麻黄三两，桂枝二两，甘草一两，杏仁七十个。今以算法约之，桂枝汤取十二分之五，即得桂枝、芍药、生姜各一两六铢，甘草二十铢，大枣五枚。麻黄汤取九分之二，即得麻黄十六铢，桂枝十铢三分铢之二，收之得十一铢，甘草五铢三分铢之一，收之得六铢，杏仁十五个九分枚之四，收之得十六个。

二汤所取相合，即共得桂枝一两十七铢，麻黄十六铢，生姜、芍药各一两六铢，甘草一两二铢，大枣五枚，杏仁十六个，合方。

服桂枝汤，大汗出后，大烦渴不解，脉洪大者，白虎加人参汤主之。（26）

白虎加人参汤方

知母六两　石膏一斤，碎，绵裹　甘草二两，炙粳米六合　人参三两

上五味，以水一斗，煮米熟汤成，去滓。温服一升，日三服。

太阳病，发热恶寒，热多寒少，脉微弱者，此无阳也，不可发汗，宜桂枝二越婢一汤。（27）

桂枝二越婢一汤方

桂枝去皮　芍药　麻黄　甘草各十八铢，炙大枣四枚，擘　生姜一两二铢，切　石膏二十四铢，碎，绵裹

上七味，以水五升，煮麻黄一二沸，去上沫，内诸药，煮取二升，去滓。温服一升。本云，当裁为越婢汤、桂枝汤合之，饮一升。今合为一方，桂枝汤二分、越婢汤一分。臣亿等谨按：桂枝汤方，桂枝、芍药、生姜各三两，甘草二两，大枣十二枚。越婢汤方，麻黄二两，生姜三两，甘草二两，石膏半斤，大枣十五枚。今以算法约之，桂枝汤取四分之一，即得桂枝、芍药、生姜各十八铢，甘草十二铢，大枣三枚。越婢汤取八分之一，即得麻黄十八铢，生姜九铢，甘草六铢，石膏二十四铢，大枣一枚八分之七，弃之。二汤所取相合，即共得桂枝、芍药、甘草、麻黄各十八

铢，生姜一两三铢，石膏二十四铢，大枣四枚，合方。旧云桂枝三，今取四分之一，即当云桂枝二也。越婢汤方见仲景杂方中，《外台秘要》一云起脾汤。

服桂枝汤，或下之，仍头项强痛，翕翕发热，无汗，心下满微痛，小便不利者，桂枝去桂加茯苓白术汤主之。（28）

桂枝去桂加茯苓白术汤方

芍药三两　甘草二两，炙　生姜切　白术　茯苓各三两　大枣十二枚，擘

上六味，以水八升，煮取三升，去滓。温服一升。小便利则愈。本云桂枝汤，今去桂枝，加茯苓、白术。

伤寒脉浮，自汗出，小便数，心烦，微恶寒，脚挛急，反与桂枝欲攻其表，此误也。得之便厥，咽中干，烦躁，吐逆者，作甘草干姜汤与之，以复其阳。若厥愈足温者，更作芍药甘草汤与之，其脚即伸。若胃气不和谵（zhān，一作谵）语者，少与调胃承气汤。若重发汗，复加烧针者，四逆汤主之。（29）

甘草干姜汤方

甘草四两，炙　干姜二两

上二味，以水三升，煮取一升五合，去滓。分温再服。

芍药甘草汤方

白芍药　甘草各四两，炙

上二味，以水三升，煮取一升五合，去滓。分温再服。

调胃承气汤方

大黄四两,去皮,清酒洗　甘草二两,炙　芒硝半升

上三味,以水三升,煮取一升,去滓,内芒硝,更上火微煮令沸,少少温服之。

四逆汤方

甘草二两,炙　干姜一两半　附子一枚,生用,去皮,破八片

上三味,以水三升,煮取一升二合,去滓。分温再服。强人可大附子一枚,干姜三两。

辨太阳病脉证并治中

太阳病,项背强几几,无汗,恶风,葛根汤主之。(31)

葛根汤方

葛根四两　麻黄三两,去节　桂枝二两,去皮　生姜三两,切　甘草二两,炙　芍药二两　大枣十二枚,擘

上七味,以水一斗,先煮麻黄、葛根,减二升,去白沫,内诸药,煮取三升,去滓。温服一升。覆取微似汗,余如桂枝法将息及禁忌。诸汤皆仿此。

太阳与阳明合病者,必自下利,葛根汤主之。(32)

太阳与阳明合病,不下利但呕者,葛根加半夏汤主之。(33)

葛根加半夏汤方

葛根四两　麻黄三两,去节　甘草二两,炙

芍药二两　桂枝二两,去皮　生姜二两,切　半夏半升,洗　大枣十二枚,擘

上八味,以水一斗,先煮葛根、麻黄,减二升,去白沫,内诸药,煮取三升,去滓。温服一升。覆取微似汗。

太阳病,桂枝证,医反下之,利遂不止,脉促者,表未解也;喘而汗出者,葛根黄芩黄连汤主之。(34)

葛根黄芩黄连汤方

葛根半斤　甘草二两,炙　黄芩三两　黄连三两

上四味,以水八升,先煮葛根,减二升,内诸药,煮取二升,去滓。分温再服。

太阳病,头痛发热,身疼腰痛,骨节疼痛,恶风,无汗而喘者,麻黄汤主之。(35)

麻黄汤方

麻黄三两,去节　桂枝二两,去皮　甘草一两,炙　杏仁七十个,去皮尖

上四味,以水九升,先煮麻黄,减二升,去上沫,内诸药,煮取二升半,去滓。温服八合。覆取微似汗,不须啜粥,余如桂枝法将息。

太阳与阳明合病,喘而胸满者,不可下,宜麻黄汤。(36)

太阳病,十日以去,脉浮细而嗜卧者,外已解也。设胸满胁痛者,与小柴胡汤。脉但浮者,与麻黄汤。(37)

太阳中风,脉浮紧,发热恶寒,身疼痛,不汗出而烦躁者,大青龙汤主之。若脉微弱,汗出恶风者,

不可服之。服之则厥逆，筋惕肉瞤（shùn），此为逆也。（38）

大青龙汤方

麻黄六两，去节　桂枝二两，去皮　甘草二两，炙　杏仁四十枚，去皮尖　生姜三两，切　大枣十枚，擘　石膏如鸡子大，碎

上七味，以水九升，先煮麻黄，减二升，去上沫，内诸药，煮取三升，去滓。温服一升，取微似汗。汗出多者，温粉粉之。一服汗者，停后服。若复服，汗多亡阳遂一作逆虚，恶风烦躁，不得眠也。

伤寒脉浮缓，身不疼但重，乍有轻时，无少阴证者，大青龙汤发之。（39）

伤寒表不解，心下有水气，干呕，发热而咳，或渴，或利，或噎（yē），或小便不利、少腹满，或喘者，小青龙汤主之。（40）

小青龙汤方

麻黄去节　芍药　细辛　干姜　甘草炙　桂枝各三两，去皮　五味子半升　半夏半升，洗

上八味，以水一斗，先煮麻黄，减二升，去上沫，内诸药，煮取三升，去滓。温服一升。若渴，去半夏，加栝楼根三两；若微利，去麻黄，加荛花，如一鸡子，熬令赤色；若噎者，去麻黄，加附子一枚，炮；若小便不利，少腹满者，去麻黄，加茯苓四两；若喘，去麻黄，加杏仁半升，去皮尖。且荛花不治利，麻黄主喘，今此语反之，疑非仲景意。臣亿等谨按：小青龙汤，大要治水。又按《本草》：荛花下十二水。若水去，利则止

也。又按《千金》：形肿者应内麻黄，乃内杏仁者，以麻黄发其阳故也。以此证之，岂非仲景意也。

伤寒，心下有水气，咳而微喘，发热不渴。服汤已渴者，此寒去欲解也。小青龙汤主之。（41）

太阳病，外证未解，脉浮弱者，当以汗解，宜桂枝汤。（42）

太阳病，下之微喘者，表未解故也，桂枝加厚朴杏子汤主之。（43）

桂枝加厚朴杏子汤方

桂枝三两，去皮　甘草二两，炙　生姜三两，切　芍药三两　大枣十二枚，擘　厚朴二两，炙，去皮　杏仁五十枚，去皮尖

上七味，以水七升，微火煮取三升，去滓。温服一升，覆取微似汗。

太阳病，脉浮紧，无汗，发热，身疼痛，八九日不解，表证仍在，此当发其汗。服药已微除，其人发烦，目瞑，剧者必衄（nǜ），衄乃解。所以然者，阳气重故也。麻黄汤主之。（46）

太阳病，脉浮紧，发热，身无汗，自衄者，愈。（47）

二阳并病，太阳初得病时，发其汗，汗先出不彻，因转属阳明，续自微汗出，不恶寒。若太阳病证不罢者，不可下，下之为逆，如此可小发汗。设面色缘缘正赤者，阳气怫（fú）郁在表，当解之熏之。若发汗不彻，不足言，阳气怫郁不得越，当汗不汗，其人躁烦，不知痛处，乍在腹中，乍在四肢，按之不可得，其人短气，但坐，以汗出不彻故也，更发汗则愈。

何以知汗出不彻？以脉涩故知也。（48）

脉浮数者，法当汗出而愈。若下之，身重心悸者，不可发汗，当自汗出乃解。所以然者，尺中脉微，此里虚，须表里实，津液自和，便自汗出愈。（49）

脉浮紧者，法当身疼痛，宜以汗解之。假令尺中迟者，不可发汗。何以知然？以荣气不足，血少故也。（50）

病常自汗出者，此为荣气和。荣气和者，外不谐，以卫气不共荣气谐和故尔。以荣行脉中，卫行脉外，复发其汗，荣卫和则愈，宜桂枝汤。（53）

病人脏无他病，时发热，自汗出而不愈者，此卫气不和也。先其时发汗则愈，宜桂枝汤。（54）

伤寒，不大便六七日，头痛有热者，与承气汤。其小便清者，知不在里，仍在表也，当须发汗。若头痛者，必衄，宜桂枝汤。（56）

伤寒发汗已解，半日许复烦，脉浮数者，可更发汗，宜桂枝汤。（57）

凡病，若发汗，若吐，若下，若亡血、亡津液，阴阳自和者，必自愈。（58）

大下之后，复发汗，小便不利者，亡津液故也。勿治之，得小便利，必自愈。（59）

下之后，复发汗，必振寒，脉微细。所以然者，以内外俱虚故也。（60）

下之后，复发汗，昼日烦躁不得眠，夜而安静，不呕，不渴，无表证，脉沉微，身无大热者，干姜附子汤主之。（61）

干姜附子汤方

干姜一两　附子一枚，生用，去皮，切八片

上二味，以水三升，煮取一升，去滓。顿服。

发汗后，身疼痛，脉沉迟者，桂枝加芍药生姜各一两人参三两新加汤主之。（62）

桂枝加芍药生姜各一两人参三两新加汤方

桂枝三两，去皮　芍药四两　甘草二两，炙

人参三两　大枣十二枚，擘　生姜四两

上六味，以水一斗二升，煮取三升，去滓。温服一升。本云桂枝汤，今加芍药、生姜、人参。

发汗后，不可更行桂枝汤，汗出而喘，无大热者，可与麻黄杏仁甘草石膏汤。（63）

麻黄杏仁甘草石膏汤方

麻黄四两，去节　杏仁五十个，去皮尖　甘草二两，炙　石膏半斤，碎，绵裹

上四味，以水七升，煮麻黄，减二升，去上沫，内诸药，煮取二升，去滓。温服一升。

发汗过多，其人叉手自冒心，心下悸，欲得按者，桂枝甘草汤主之。（64）

桂枝甘草汤方

桂枝四两，去皮　甘草二两，炙

上二味，以水三升，煮取一升，去滓。顿服。

发汗后，其人脐下悸者，欲作奔豚，茯苓桂枝甘草大枣汤主之。（65）

茯苓桂枝甘草大枣汤方

茯苓半斤　桂枝四两，去皮　甘草二两，炙

大枣十五枚，擘

上四味，以甘澜水一斗，先煮茯苓，减二升，内诸药，煮取三升，去滓。温服一升，日三服。

作甘澜水法：取水二斗，置大盆内，以杓扬之，水上有珠子五六千颗相逐，取用之。

发汗后，腹胀满者，厚朴生姜半夏甘草人参汤主之。（66）

厚朴生姜半夏甘草人参汤方

厚朴半斤，炙，去皮　生姜半斤，切　半夏半升，洗　甘草二两，炙　人参一两

上五味，以水一斗，煮取三升，去滓。温服一升，日三服。

伤寒若吐、若下后，心下逆满，气上冲胸，起则头眩，脉沉紧，发汗则动经，身为振振摇者，茯苓桂枝白术甘草汤主之。（67）

茯苓桂枝白术甘草汤方

茯苓四两　桂枝三两，去皮　白术　甘草各二两，炙

上四味，以水六升，煮取三升，去滓。分温三服。

发汗，病不解，反恶寒者，虚故也，芍药甘草附子汤主之。（68）

芍药甘草附子汤方

芍药　甘草各三两，炙　附子一枚，炮，去皮，破八片

上三味，以水五升，煮取一升五合，去滓。分温三服。疑非仲景方。

发汗，若下之，病仍不解，烦躁者，茯苓四逆汤主之。（69）

茯苓四逆汤方

茯苓四两　人参一两　附子一枚，生用，去皮，破八片　甘草二两，炙　干姜一两半

上五味，以水五升，煮取三升，去滓。温服七合，日二服。

发汗后，恶寒者，虚故也；不恶寒，但热者，实也，当和胃气，与调胃承气汤。（70）

太阳病，发汗后，大汗出，胃中干，烦躁不得眠，欲得饮水者，少少与饮之，令胃气和则愈。若脉浮，小便不利，微热消渴者，五苓散主之。（71）

五苓散方

猪苓十八铢，去皮　泽泻一两六铢　白术十八铢　茯苓十八铢　桂枝半两，去皮

上五味，捣为散。以白饮和服方寸匕，日三服。多饮暖水，汗出愈。如法将息。

发汗已，脉浮数，烦渴者，五苓散主之。（72）

伤寒汗出而渴者，五苓散主之；不渴者，茯苓甘草汤主之。（73）

茯苓甘草汤方

茯苓二两　桂枝二两，去皮　甘草一两，炙　生姜三两，切

上四味，以水四升，煮取二升，去滓。分温三服。

中风发热，六七日不解而烦，有表里证，渴欲饮水，水入则吐者，名曰水逆，五苓散主之。（74）

　　未持脉时，病人手叉自冒心，师因教试令咳而不咳者，此必两耳聋无闻也。所以然者，以重发汗，虚故如此。发汗后，饮水多必喘；以水灌之亦喘。(75)

　　发汗吐下后，虚烦不得眠，若剧者，必反覆颠倒，心中懊(ào)憹(náo)，栀子豉汤主之。若少气者，栀子甘草豉汤主之。若呕者，栀子生姜豉汤主之。(76)

栀子豉汤方

　　栀子十四个，擘　香豉四合，绵裹

　　上二味，以水四升，先煮栀子，得二升半，内豉，煮取一升半，去滓。分为二服，温进一服。得吐者，止后服。

栀子甘草豉汤方

　　栀子十四个，擘　甘草二两，炙　香豉四合，绵裹

　　上三味，以水四升，先煮栀子、甘草，取二升半，内豉，煮取一升半，去滓。分二服，温进一服。得吐者，止后服。

栀子生姜豉汤方

　　栀子十四个，擘　生姜五两　香豉四合，绵裹

　　上三味，以水四升，先煮栀子、生姜，取二升半，内豉，煮取一升半，去滓。分二服，温进一服。得吐者，止后服。

　　发汗若下之，而烦热胸中窒者，栀子豉汤主之。(77)

　　伤寒五六日，大下之后，身热不去，心中结痛

者，未欲解也，栀子豉汤主之。（78）

伤寒下后，心烦腹满，卧起不安者，栀子厚朴汤主之。（79）

栀子厚朴汤方

栀子十四个，擘　厚朴四两，炙，去皮　枳实四枚，水浸，炙令黄

上三味，以水三升半，煮取一升半，去滓。分二服，温进一服。得吐者，止后服。

伤寒，医以丸药大下之，身热不去，微烦者，栀子干姜汤主之。（80）

栀子干姜汤方

栀子十四个，擘　干姜二两

上二味，以水三升半，煮取一升半，去滓。分二服，温进一服。得吐者，止后服。

太阳病发汗，汗出不解，其人仍发热，心下悸，头眩，身𥆧动，振振欲擗地者，真武汤主之。（82）

咽喉干燥者，不可发汗。（83）

淋家，不可发汗，汗出必便血。（84）

疮家，虽身疼痛，不可发汗，发汗则痉。（85）

衄家，不可发汗，汗出，必额上陷，脉急紧，直视不能眴（shùn），不得眠。（86）

亡血家，不可发汗，发汗则寒栗而振。（87）

汗家重发汗，必恍惚心乱，小便已阴疼，与禹余粮丸。（88）

病人有寒，复发汗，胃中冷，必吐蛔。（89）

伤寒，医下之，续得下利清谷不止，身疼痛者，

急当救里。后身疼痛，清便自调者，急当救表。救里，宜四逆汤；救表，宜桂枝汤。（91）

病发热头痛，脉反沉，若不差，身体疼痛，当救其里，四逆汤方。（92）

太阳病，发热汗出者，此为荣弱卫强，故使汗出，欲救邪风者，宜桂枝汤。（95）

伤寒五六日中风，往来寒热，胸胁苦满，嘿（mò）嘿不欲饮食，心烦喜呕。或胸中烦而不呕，或渴，或腹中痛，或胁下痞鞕，或心下悸、小便不利，或不渴、身有微热，或咳者，小柴胡汤主之。（96）

小柴胡汤方

柴胡半斤　黄芩三两　人参三两　半夏半升，洗　甘草炙　生姜各三两，切　大枣十二枚，擘

上七味，以水一斗二升，煮取六升，去滓，再煎取三升。温服一升，日三服。若胸中烦而不呕者，去半夏、人参，加栝楼实一枚；若渴，去半夏，加人参合前成四两半，栝楼根四两；若腹中痛者，去黄芩，加芍药三两；若胁下痞鞕，去大枣，加牡蛎四两；若心下悸，小便不利者，去黄芩，加茯苓四两；若不渴，外有微热者，去人参，加桂枝三两，温覆微汗愈；若咳者，去人参、大枣、生姜，加五味子半升，干姜二两。

血弱气尽，腠理开，邪气因入，与正气相搏，结于胁下，正邪分争，往来寒热，休作有时，嘿嘿不欲饮食。脏腑相连，其痛必下，邪高痛下，故使呕也。小柴胡汤主之。服柴胡汤已，渴者，属阳明，以法治之。（97）

得病六七日，脉迟浮弱，恶风寒，手足温，医二三下之，不能食，而胁下满痛，面目及身黄，颈项强，小便难者，与柴胡汤，后必下重。本渴，饮水而呕者，柴胡汤不中与也，食谷者哕。（98）

伤寒四五日，身热恶风，颈项强，胁下满，手足温而渴者，小柴胡汤主之。（99）

伤寒，阳脉涩，阴脉弦，法当腹中急痛，先与小建中汤，不差者，小柴胡汤主之。（100）

小建中汤方

桂枝三两，去皮　甘草二两，炙　大枣十二枚，擘　芍药六两　生姜三两，切　胶饴一升

上六味，以水七升，煮取三升，去滓，内饴，更上微火消解。温服一升，日三服。呕家不可用建中汤，以甜故也。

伤寒中风，有柴胡证，但见一证便是，不必悉具。（101）

凡柴胡汤病证而下之，若柴胡证不罢者，复与柴胡汤，必蒸蒸而振，却复发热汗出而解。（101）

伤寒二三日，心中悸而烦者，小建中汤主之。（102）

太阳病，过经十余日，反二三下之，后四五日，柴胡证仍在者，先与小柴胡。呕不止，心下急，郁郁微烦者，为未解也，与大柴胡汤，下之则愈。（103）

大柴胡汤方

柴胡半斤　黄芩三两　芍药三两　半夏半升，洗　生姜五两，切　枳实四枚，炙　大枣十二枚，擘

上七味，以水一斗二升，煮取六升，去滓，再煎。温服一升，日三服。一方，加大黄二两，若不加，恐不为大柴胡汤。

伤寒十三日，不解，胸胁满而呕，日晡所发潮热，已而微利，此本柴胡证，下之以不得利，今反利者，知医以丸药下之，此非其治也。潮热者，实也。先宜服小柴胡汤以解外，后以柴胡加芒硝汤主之。（104）

柴胡加芒硝汤方

柴胡二两十六铢　黄芩一两　人参一两　甘草一两，炙　生姜一两，切　半夏二十铢，本云五枚，洗　大枣四枚，擘　芒硝二两

上八味，以水四升，煮取二升，去滓，内芒硝，更煮微沸，分温再服，不解，更作。臣亿等谨按：《金匮玉函》方中无芒硝。别一方云，以水七升，下芒硝二合，大黄四两，桑螵蛸五枚，煮取一升半，服五合，微下即愈。本云柴胡再服，以解其外，余二升加芒硝、大黄、桑螵蛸也。

太阳病不解，热结膀胱，其人如狂，血自下，下者愈。其外不解者，尚未可攻，当先解其外；外解已，但少腹急结者，乃可攻之，宜桃核承气汤。（106）

桃核承气汤方

桃仁五十个，去皮尖　大黄四两　桂枝二两，去皮　甘草二两，炙　芒硝二两

上五味，以水七升，煮取二升半，去滓，内芒硝，更上火微沸，下火。先食温服五合，日三服。当微利。

伤寒八九日，下之，胸满烦惊，小便不利，谵语，

一身尽重,不可转侧者,柴胡加龙骨牡蛎汤主之。(107)

柴胡加龙骨牡蛎汤方

柴胡四两　龙骨　黄芩　生姜切　铅丹　人参
桂枝去皮　茯苓各一两半　半夏二合半,洗　大黄
二两　牡蛎一两半,熬　大枣六枚,擘

上十二味,以水八升,煮取四升,内大黄,切如
棋子,更煮一两沸,去滓。温服一升。本云柴胡汤,
今加龙骨等。

太阳病中风,以火劫发汗,邪风被火热,血气流
溢,失其常度。两阳相熏灼,其身发黄。阳盛则欲
衄,阴虚小便难。阴阳俱虚竭,身体则枯燥,但头汗
出,剂颈而还,腹满微喘,口干咽烂,或不大便,久则
谵语,甚者至哕,手足躁扰,捻衣摸床。小便利者,
其人可治。(111)

伤寒脉浮,医以火迫劫之,亡阳必惊狂,卧起不
安者,桂枝去芍药加蜀漆牡蛎龙骨救逆汤主之。(112)

桂枝去芍药加蜀漆牡蛎龙骨救逆汤方

桂枝三两,去皮　甘草二两,炙　生姜三两,切
大枣十二枚,擘　牡蛎五两,熬　蜀漆三两,洗去腥
龙骨四两

上七味,以水一斗二升,先煮蜀漆,减二升,内
诸药,煮取三升,去滓。温服一升。本云桂枝汤,今
去芍药,加蜀漆、牡蛎、龙骨。

烧针令其汗,针处被寒,核起而赤者,必发奔
豚。气从少腹上冲心者,灸其核上各一壮,与桂枝
加桂汤,更加桂二两也。(117)

桂枝加桂汤方

桂枝五两，去皮　芍药三两　生姜三两，切
甘草二两，炙　大枣十二枚，擘

上五味，以水七升，煮取三升，去滓。温服一
升。本云桂枝汤，今加桂满五两。所以加桂者，以
能泄奔豚气也。

火逆，下之，因烧针烦躁者，桂枝甘草龙骨牡蛎
汤主之。（118）

桂枝甘草龙骨牡蛎汤方

桂枝一两，去皮　甘草二两，炙　牡蛎二两，熬
龙骨二两

上四味，以水五升，煮取二升半，去滓。温服八
合，日三服。

太阳病，当恶寒发热，今自汗出，反不恶寒发热，
关上脉细数者，以医吐之过也。一二日吐之者，腹
中饥，口不能食，三四日吐之者，不喜糜粥，欲食冷
食，朝食暮吐，以医吐之所致也，此为小逆。（120）

病人脉数，数为热，当消谷引食，而反吐者，此
以发汗，令阳气微，膈气虚，脉乃数也。数为客热，
不能消谷，以胃中虚冷，故吐也。（122）

太阳病六七日，表证仍在，脉微而沉，反不结
胸，其人发狂者，以热在下焦，少腹当鞭满，小便自
利者，下血乃愈。所以然者，以太阳随经，瘀热在里
故也。抵当汤主之。（124）

抵当汤方

水蛭熬　虻虫各三十个，去翅足，熬　桃仁二十

个，去皮尖　大黄三两，酒洗

上四味，以水五升，煮取三升，去滓。温服一升。不下更服。

太阳病，身黄，脉沉结，少腹鞕，小便不利者，为无血也。小便自利，其人如狂者，血证谛（dì）也。抵当汤主之。（125）

伤寒有热，少腹满，应小便不利；今反利者，为有血也，当下之，不可余药，宜抵当丸。（126）

抵当丸方

水蛭二十个，熬　虻虫二十个，去翅足，熬　桃仁二十五个，去皮尖　大黄三两

上四味，捣分四丸，以水一升，煮一丸，取七合服之。晬（zuì）时当下血，若不下者更服。

太阳病，小便利者，以饮水多，必心下悸；小便少者，必苦里急也。（127）

辨太阳病脉证并治下

病发于阳，而反下之，热入因作结胸；病发于阴，而反下之，因作痞也。所以成结胸者，以下之太早故也。结胸者，项亦强，如柔痉（chì）状，下之则和，宜大陷胸丸。（131）

大陷胸丸方

大黄半斤　葶苈子半升，熬　芒硝半升　杏仁半升，去皮尖，熬黑

上四味，捣筛二味，内杏仁、芒硝，合研如脂，和散，取如弹丸一枚，别捣甘遂末一钱匕，白蜜二合，

水二升，煮取一升。温顿服之，一宿乃下，如不下，更服，取下为效，禁如药法。

太阳病，脉浮而动数，浮则为风，数则为热，动则为痛，数则为虚，头痛发热，微盗汗出，而反恶寒者，表未解也。医反下之，动数变迟，膈内拒痛，胃中空虚，客气动膈，短气躁烦，心中懊侬，阳气内陷，心下因鞕，则为结胸，大陷胸汤主之。若不结胸，但头汗出，余处无汗，剂颈而还，小便不利，身必发黄。（134）

大陷胸汤方

大黄六两，去皮　芒硝一升　甘遂一钱匕

上三味，以水六升，先煮大黄取二升，去滓，内芒硝，煮一两沸，内甘遂末。温服一升。得快利，止后服。

伤寒六七日，结胸热实，脉沉而紧，心下痛，按之石鞕者，大陷胸汤主之。（135）

伤寒十余日，热结在里，复往来寒热者，与大柴胡汤；但结胸，无大热者，此为水结在胸胁也，但头微汗出者，大陷胸汤主之。（136）

太阳病，重发汗而复下之，不大便五六日，舌上燥而渴，日晡所小有潮热，从心下至少腹鞕满而痛，不可近者，大陷胸汤主之。（137）

小结胸病，正在心下，按之则痛，脉浮滑者，小陷胸汤主之。（138）

小陷胸汤方

黄连一两　半夏半升，洗　栝楼实大者一枚

上三味，以水六升，先煮栝楼，取三升，去滓，内诸药，煮取二升，去滓。分温三服。

寒实结胸，无热证者，与三物小陷胸汤，白散亦可服。（141）

白散方

桔梗三分　巴豆一分，去皮心，熬黑，研如脂　贝母三分

上三味为散，内巴豆，更于臼中杵之，以白饮和服，强人半钱匕，羸者减之。病在膈上必吐，在膈下必利，不利，进热粥一杯，利过不止，进冷粥一杯。身热皮粟不解，欲引衣自覆，若以水潠（xùn）之，洗之，益令热却不得出，当汗出而不汗则烦，假令汗出已，腹中痛，与芍药三两如上法。

妇人中风，发热恶寒，经水适来，得之七八日，热除而脉迟身凉。胸胁下满如结胸状，谵语者，此为热入血室也，当刺期门，随其实而取之。（143）

妇人中风七八日，续得寒热，发作有时，经水适断者，此为热入血室，其血必结，故使如疟状，发作有时，小柴胡汤主之。（144）

妇人伤寒，发热，经水适来，昼日明了，暮则谵语如见鬼状者，此为热入血室，无犯胃气及上二焦，必自愈。（145）

伤寒六七日，发热微恶寒，支节烦疼，微呕，心下支结，外证未去者，柴胡桂枝汤主之。（146）

柴胡桂枝汤方

桂枝一两半，去皮　黄芩一两半　人参一两半

甘草一两，炙　半夏二合半，洗　芍药一两半　大
枣六枚，擘　生姜一两半，切　柴胡四两

上九味，以水七升，煮取三升，去滓。温服一
升。本云人参汤，作如桂枝法，加半夏、柴胡、黄芩，
复如柴胡法。今用人参作半剂。

伤寒五六日，已发汗而复下之，胸胁满微结，小
便不利，渴而不呕，但头汗出，往来寒热，心烦者，此
为未解也，柴胡桂枝干姜汤主之。（147）

柴胡桂枝干姜汤方

柴胡半斤　桂枝三两，去皮　干姜二两　栝楼
根四两　黄芩三两　牡蛎二两，熬　甘草二两，炙

上七味，以水一斗二升，煮取六升，去滓再煎，
取三升。温服一升，日三服。初服微烦，复服汗出
便愈。

伤寒五六日，呕而发热者，柴胡汤证具，而以他
药下之，柴胡证仍在者，复与柴胡汤。此虽已下之，
不为逆，必蒸蒸而振，却发热汗出而解。若心下满而
鞕痛者，此为结胸也，大陷胸汤主之。但满而不痛
者，此为痞，柴胡不中与之，宜半夏泻心汤。（149）

半夏泻心汤方

半夏半升，洗　黄芩　干姜　人参　甘草炙，
各三两　黄连一两　大枣十二枚，擘

上七味，以水一斗，煮取六升，去滓再煎，取三
升。温服一升，日三服。

太阳中风，下利呕逆，表解者，乃可攻之。其人
漐漐汗出，发作有时，头痛，心下痞鞕满，引胁下痛，

干呕短气，汗出不恶寒者，此表解里未和也，十枣汤主之。（152）

十枣汤方

芫花熬　甘遂　大戟

上三味等分，各别捣为散，以水一升半，先煮大枣肥者十枚，取八合，去滓，内药末。强人服一钱匕，羸人服半钱，温服之，平旦服。若下少，病不除者，明日更服，加半钱。得快下利后，糜粥自养。

心下痞，按之濡，其脉关上浮者，大黄黄连泻心汤主之。（154）

大黄黄连泻心汤方

大黄二两　黄连一两

上二味，以麻沸汤二升渍之，须臾绞去滓。分温再服。臣亿等看详大黄黄连泻心汤，诸本皆二味。又后附子泻心汤，用大黄、黄连、黄芩、附子，恐是前方中亦有黄芩，后但加附子也，故后云附子泻心汤，本云加附子也。

心下痞，而复恶寒汗出者，附子泻心汤主之。（155）

附子泻心汤方

大黄二两　黄连一两　黄芩一两　附子一枚，炮，去皮，破，别煮取汁

上四味，切三味，以麻沸汤二升渍之，须臾绞去滓，内附子汁。分温再服。

本以下之，故心下痞，与泻心汤。痞不解，其人渴而口燥烦，小便不利者，五苓散主之。（156）

伤寒汗出解之后，胃中不和，心下痞鞕，干噫

食臭,胁下有水气,腹中雷鸣下利者,生姜泻心汤主之。(157)

生姜泻心汤方

生姜四两,切 甘草三两,炙 人参三两 干姜一两 黄芩三两 半夏半升,洗 黄连一两 大枣十二枚,擘

上八味,以水一斗,煮取六升,去滓,再煎取三升。温服一升,日三服。附子泻心汤,本云加附子。半夏泻心汤、甘草泻心汤,同体别名耳。生姜泻心汤,本云理中人参黄芩汤,去桂枝、术,加黄连,并泻肝法。

伤寒中风,医反下之,其人下利日数十行,谷不化,腹中雷鸣,心下痞鞕而满,干呕心烦不得安,医见心下痞,谓病不尽,复下之,其痞益甚,此非结热,但以胃中虚,客气上逆,故使鞕也,甘草泻心汤主之。(158)

甘草泻心汤方

甘草四两,炙 黄芩三两 干姜三两 半夏半升,洗 大枣十二枚,擘 黄连一两

上六味,以水一斗,煮取六升,去滓,再煎取三升。温服一升,日三服。臣亿等谨按:上生姜泻心汤法,本云理中人参黄芩汤,今详泻心以疗痞,痞气因发阴而生,是半夏、生姜、甘草泻心三方,皆本于理中也,其方必各有人参,今甘草泻心中无者,脱落之也。又按《千金》并《外台秘要》,治伤寒䘌食用此方皆有人参,知脱落无疑。

伤寒服汤药,下利不止,心下痞鞕。服泻心汤

已，复以他药下之，利不止，医以理中与之，利益甚。理中者，理中焦，此利在下焦，赤石脂禹余粮汤主之。复不止者，当利其小便。（159）

赤石脂禹余粮汤方

赤石脂一斤，碎　太一禹余粮一斤，碎

上二味，以水六升，煮取二升，去滓。分温三服。

伤寒发汗，若吐若下，解后，心下痞鞕，噫气不除者，旋覆代赭汤主之。（161）

旋覆代赭汤方

旋覆花三两　人参二两　生姜五两　代赭一两
甘草三两，炙　半夏半升，洗　大枣十二枚，擘

上七味，以水一斗，煮取六升，去滓，再煎取三升。温服一升，日三服。

下后，不可更行桂枝汤，若汗出而喘，无大热者，可与麻黄杏子甘草石膏汤。（162）

太阳病，外证未除，而数下之，遂协热而利，利下不止，心下痞鞕，表里不解者，桂枝人参汤主之。（163）

桂枝人参汤方

桂枝四两，别切　甘草四两，炙　白术三两
人参三两　干姜三两

上五味，以水九升，先煮四味，取五升，内桂，更煮取三升，去滓。温服一升，日再夜一服。

伤寒大下后，复发汗，心下痞，恶寒者，表未解也，不可攻痞，当先解表，表解乃可攻痞。解表，宜桂枝汤，攻痞，宜大黄黄连泻心汤。（164）

伤寒，发热，汗出不解，心中痞鞕，呕吐而下利者，大柴胡汤主之。（165）

病如桂枝证，头不痛，项不强，寸脉微浮，胸中痞鞕，气上冲喉咽不得息者，此为胸有寒也。当吐之，宜瓜蒂散。（166）

瓜蒂散方

瓜蒂一分，熬黄　赤小豆一分

上二味，各别捣筛，为散已，合治之，取一钱匕，以香豉一合，用热汤七合，煮作稀糜，去滓，取汁和散，温顿服之。不吐者，少少加，得快吐乃止。诸亡血虚家，不可与瓜蒂散。

伤寒若吐若下后，七八日不解，热结在里，表里俱热，时时恶风，大渴，舌上干燥而烦，欲饮水数升者，白虎加人参汤主之。（168）

白虎加人参汤方

知母六两　石膏一斤，碎　甘草二两，炙　人参二两　粳米六合

上五味，以水一斗，煮米熟汤成，去滓。温服一升，日三服。此方立夏后、立秋前乃可服，立秋后不可服。正月、二月、三月尚凛冷，亦不可与服之，与之则呕利而腹痛。诸亡血虚家，亦不可与，得之则腹痛利者，但可温之，当愈。

伤寒无大热，口燥渴，心烦，背微恶寒者，白虎加人参汤主之。（169）

伤寒脉浮，发热无汗，其表不解，不可与白虎汤。渴欲饮水，无表证者，白虎加人参汤主之。（170）

太阳与少阳合病，自下利者，与黄芩汤；若呕者，黄芩加半夏生姜汤主之。（172）

黄芩汤方

黄芩三两　芍药二两　甘草二两，炙　大枣十二枚，擘

上四味，以水一斗，煮取三升，去滓。温服一升，日再夜一服。

黄芩加半夏生姜汤方

黄芩三两　芍药二两　甘草二两，炙　大枣十二枚，擘　半夏半升，洗　生姜一两半，一方三两，切

上六味，以水一斗，煮取三升，去滓。温服一升，日再夜一服。

伤寒，胸中有热，胃中有邪气，腹中痛，欲呕吐者，黄连汤主之。（173）

黄连汤方

黄连三两　甘草三两，炙　干姜三两　桂枝三两，去皮　人参二两　半夏半升，洗　大枣十二枚，擘

上七味，以水一斗，煮取六升，去滓。温服，昼三夜二。疑非仲景方。

伤寒，脉浮滑，此以表有热，里有寒，白虎汤主之。（176）

知母六两　石膏一斤，碎　甘草二两，炙　粳米六合

上四味，以水一斗，煮米熟汤成，去滓，温服一升，日三服。臣亿等谨按：前篇云，热结在里，表里俱热

者，白虎汤主之。又云其表不解，不可与白虎汤。此云脉浮滑，表有热，里有寒者，必表里字差矣。又阳明一证云：脉浮迟，表热里寒，四逆汤主之。又少阴一证云：里寒外热，通脉四逆汤主之。以此表里自差，明矣。《千金翼》云白通汤。非也。

伤寒，脉结代，心动悸，炙甘草汤主之。（177）

炙甘草汤方

甘草四两，炙　　生姜三两，切　　人参二两　　生地黄一斤　　桂枝三两，去皮　　阿胶二两　　麦门冬半升，去心　　麻仁半升　　大枣三十枚，擘

上九味，清酒七升，水八升，先煮八味，取三升，去滓，内胶烊消尽。温服一升，日三服。一名复脉汤。

辨阳明病脉证并治

阳明之为病，胃家实是也。（180）

问曰：何缘得阳明病？答曰：太阳病，若发汗，若下，若利小便，此亡津液，胃中干燥，因转属阳明，不更衣，内实，大便难者，此名阳明也。（181）

问曰：阳明病外证云何？答曰：身热，汗自出，不恶寒，反恶热也。（182）

本太阳，初得病时，发其汗，汗先出不彻，因转属阳明也。伤寒发热无汗，呕不能食，而反汗出濈（jí）濈然者，是转属阳明也。（185）

伤寒三日，阳明脉大。（186）

伤寒脉浮而缓，手足自温者，是为系在太阴。太阴者，身当发黄，若小便自利者，不能发黄。至

七八日，大便鞕者，为阳明病也。（187）

伤寒转系阳明者，其人濈然微汗出也。（188）

阳明中风，口苦咽干，腹满微喘，发热恶寒，脉浮而紧。若下之，则腹满，小便难也。（189）

阳明病，脉迟，食难用饱，饱则微烦，头眩，必小便难，此欲作谷瘅。虽下之，腹满如故，所以然者，脉迟故也。（195）

阳明病，法多汗，反无汗，其身如虫行皮中状者，此以久虚故也。（196）

阳明病，无汗，小便不利，心中懊侬者，身必发黄。（199）

阳明病，口燥，但欲漱水，不欲咽者，此必衄。（202）

伤寒呕多，虽有阳明证，不可攻之。（204）

阳明病，心下鞕满者，不可攻之，攻之利遂不止者死，利止者愈。（205）

阳明病，面合色赤，不可攻之。必发热，色黄者，小便不利也。（206）

阳明病，不吐不下，心烦者，可与调胃承气汤。（207）

调胃承气汤方

甘草二两，炙　芒硝半升　大黄四两，清酒洗

上三味，切，以水三升，煮二物至一升，去滓，内芒硝，更上微火一二沸。温顿服之，以调胃气。

阳明病，脉迟，虽汗出不恶寒者，其身必重，短气腹满而喘，有潮热者，此外欲解，可攻里也。手足

濈然而汗出者，此大便已鞕也，大承气汤主之；若汗多，微发热恶寒者，外未解也，其热不潮，未可与承气汤；若腹大满不通者，可与小承气汤，微和胃气，勿令至大泄下。（208）

大承气汤方

大黄四两，酒洗　厚朴半斤，炙，去皮　枳实五枚，炙　芒硝三合

上四味，以水一斗，先煮二物，取五升，去滓，内大黄，更煮取二升，去滓，内芒硝，更上微火一两沸。分温再服。得下，余勿服。

小承气汤方

大黄四两　厚朴二两，炙，去皮　枳实三枚，大者，炙

上三味，以水四升，煮取一升二合，去滓。分温二服。初服汤当更衣，不尔者尽饮之。若更衣者，勿服之。

阳明病，潮热，大便微鞕者，可与大承气汤，不鞕者，不可与之。若不大便六七日，恐有燥屎，欲知之法，少与小承气汤，汤入腹中，转失气者，此有燥屎也，乃可攻之。若不转失气者，此但初头鞕，后必溏，不可攻之，攻之必胀满不能食也。欲饮水者，与水则哕。其后发热者，必大便复鞕而少也，以小承气汤和之。不转失气者，慎不可攻也。（209）

夫实则谵语，虚则郑声。郑声者，重语也。直视谵语，喘满者死，下利者亦死。（210）

发汗多，若重发汗者，亡其阳，谵语。脉短者

死，脉自和者不死。（211）

伤寒若吐若下后不解，不大便五六日，上至十余日，日晡所发潮热，不恶寒，独语如见鬼状。若剧者，发则不识人，循衣摸床，惕而不安，微喘直视，脉弦者生，涩者死。微者，但发热谵语者，大承气汤主之。若一服利，则止后服。（212）

阳明病，其人多汗，以津液外出，胃中燥，大便必鞕，鞕则谵语，小承气汤主之。若一服谵语止者，更莫复服。（213）

阳明病，谵语发潮热，脉滑而疾者，小承气汤主之。因与承气汤一升，腹中转气者，更服一升。若不转气者，勿更与之。明日又不大便，脉反微涩者，里虚也，为难治，不可更与承气汤也。（214）

阳明病，谵语有潮热，反不能食者，胃中必有燥屎五六枚也；若能食者，但鞕耳。宜大承气汤下之。（215）

三阳合病，腹满身重，难以转侧，口不仁，面垢，谵语遗尿。发汗则谵语。下之则额上生汗，手足逆冷。若自汗出者，白虎汤主之。（219）

阳明病，脉浮而紧，咽燥口苦，腹满而喘，发热汗出，不恶寒反恶热，身重。若发汗则躁，心愦（kuì）愦反谵语。若加温针，必怵（chì）惕（tì），烦躁不得眠。若下之，则胃中空虚，客气动膈，心中懊憹，舌上苔者，栀子豉汤主之。（221）

若渴欲饮水，口干舌燥者，白虎加人参汤主之。（222）

若脉浮发热，渴欲饮水，小便不利者，猪苓汤主之。（223）

猪苓汤方

猪苓去皮　茯苓　泽泻　阿胶　滑石碎，各一两

上五味，以水四升，先煮四味，取二升，去滓，内阿胶烊消。温服七合，日三服。

阳明病，汗出多而渴者，不可与猪苓汤，以汗多胃中燥，猪苓汤复利其小便故也。（224）

阳明病下之，其外有热，手足温，不结胸，心中懊憹，饥不能食，但头汗出者，栀子豉汤主之。（228）

阳明病，发潮热，大便溏，小便自可，胸胁满不去者，与小柴胡汤。（229）

阳明病，胁下鞕满，不大便而呕，舌上白苔者，可与小柴胡汤。上焦得通，津液得下，胃气因和，身濈然汗出而解。（230）

阳明病，自汗出，若发汗，小便自利者，此为津液内竭，虽鞕不可攻之，当须自欲大便，宜蜜煎导而通之。若土瓜根及大猪胆汁，皆可为导。（233）

蜜煎方

食蜜七合

上一味，于铜器内，微火煎，当须凝如饴状，搅之勿令焦着，欲可丸，并手捻作挺，令头锐，大如指，长二寸许，当热时急作，冷则鞕。以内谷道中，以手急抱，欲大便时乃去之。疑非仲景意，已试甚良。

又大猪胆一枚，泻汁，和少许法醋，以灌谷道内，如一食顷，当大便出宿食恶物，甚效。

阳明病，发热汗出者，此为热越，不能发黄也。但头汗出，身无汗，剂颈而还，小便不利，渴引水浆者，此为瘀热在里，身必发黄，茵陈蒿汤主之。(236)

茵陈蒿汤方

茵陈蒿六两　栀子十四枚，擘　大黄二两，去皮

上三味，以水一斗二升，先煮茵陈，减六升，内二味，煮取三升，去滓。分三服。小便当利，尿如皂荚汁状，色正赤，一宿腹减，黄从小便去也。

阳明证，其人喜忘者，必有蓄血。所以然者，本有久瘀血，故令喜忘。屎虽鞕，大便反易，其色必黑者，宜抵当汤下之。(237)

阳明病，下之，心中懊憹而烦，胃中有燥屎者，可攻。腹微满，初头鞕，后必溏，不可攻之。若有燥屎者，宜大承气汤。(238)

病人不大便五六日，绕脐痛，烦躁，发作有时者，此有燥屎，故使不大便也。(239)

大下后，六七日不大便，烦不解，腹满痛者，此有燥屎也。所以然者，本有宿食故也，宜大承气汤。(241)

病人小便不利，大便乍难乍易，时有微热，喘冒不能卧者，有燥屎也，宜大承气汤。(242)

食谷欲呕，属阳明也，吴茱萸汤主之。得汤反剧者，属上焦也。(243)

吴茱萸汤方

吴茱萸一升，洗　人参三两　生姜六两，切大枣十二枚，擘

上四味，以水七升，煮取二升，去滓。温服七合，日三服。

跌阳脉浮而涩，浮则胃气强，涩则小便数，浮涩相搏，大便则鞕，其脾为约，麻子仁丸主之。（247）

麻子仁丸方

麻子仁二升　芍药半斤　枳实半斤，炙　大黄一斤，去皮　厚朴一尺，炙，去皮　杏仁一升，去皮尖，熬，别作脂

上六味，蜜和丸如梧桐子大。饮服十丸，日三服，渐加，以知为度。

太阳病三日，发汗不解，蒸蒸发热者，属胃也，调胃承气汤主之。（248）

伤寒吐后，腹胀满者，与调胃承气汤。（249）

太阳病，若吐若下若发汗后，微烦，小便数，大便因鞕者，与小承气汤和之愈。（250）

伤寒六七日，目中不了了，睛不和，无表里证，大便难，身微热者，此为实也，急下之，宜大承气汤。（252）

阳明病，发热汗多者，急下之，宜大承气汤。（253）

发汗不解，腹满痛者，急下之，宜大承气汤。（254）

腹满不减，减不足言，当下之，宜大承气汤。（255）

伤寒发汗已，身目为黄，所以然者，以寒湿在里，不解故也。以为不可下也，于寒湿中求之。（259）

伤寒七八日，身黄如橘子色，小便不利，腹微满者，茵陈蒿汤主之。（260）

伤寒身黄发热，栀子柏皮汤主之。（261）

栀子柏皮汤方

肥栀子十五个，擘　甘草一两，炙　黄柏二两

上三味，以水四升，煮取一升半，去滓。分温再服。

伤寒瘀热在里，身必黄，麻黄连轺赤小豆汤主之。（262）

麻黄连轺赤小豆汤方

麻黄二两，去节　连轺二两，连翘根是　杏仁四十个，去皮尖　赤小豆一升　大枣十二枚，擘　生梓白皮一升，切　生姜二两，切　甘草二两，炙

上八味，以潦水一斗，先煮麻黄再沸，去上沫，内诸药，煮取三升，去滓。分温三服，半日服尽。

辨少阳病脉证并治

少阳之为病，口苦，咽干，目眩也。（263）

少阳中风，两耳无所闻，目赤，胸中满而烦者，不可吐下，吐下则悸而惊。（264）

伤寒脉弦细，头痛发热者，属少阳。少阳不可发汗，发汗则谵语，此属胃。胃和则愈，胃不和，烦而悸。（265）

本太阳病不解，转入少阳者，胁下鞕满，干呕不能食，往来寒热，尚未吐下，脉沉紧者，与小柴胡汤。（266）

辨太阴病脉证并治

太阴之为病，腹满而吐，食不下，自利益甚，时

腹自痛。若下之，必胸下结鞕。（273）

太阴中风，四肢烦疼，阳微阴涩而长者，为欲愈。（274）

太阴病，脉浮者，可发汗，宜桂枝汤。（276）

自利不渴者，属太阴，以其脏有寒故也。当温之，宜服四逆辈。（277）

伤寒脉浮而缓，手足自温者，系在太阴。太阴当发身黄，若小便自利者，不能发黄。至七八日，虽暴烦下利日十余行，必自止，以脾家实，腐秽当去故也。（278）

本太阳病，医反下之，因尔腹满时痛者，属太阴也，桂枝加芍药汤主之；大实痛者，桂枝加大黄汤主之。（279）

桂枝加芍药汤方

桂枝三两，去皮　芍药六两　甘草二两，炙　大枣十二枚，擘　生姜三两，切

上五味，以水七升，煮取三升，去滓。温分三服。本云桂枝汤，今加芍药。

桂枝加大黄汤方

桂枝三两，去皮　大黄二两　芍药六两　生姜三两，切　甘草二两，炙　大枣十二枚，擘

上六味，以水七升，煮取三升，去滓。温服一升，日三服。

太阴为病，脉弱，其人续自便利，设当行大黄、芍药者，宜减之。以其人胃气弱，易动故也。（280）

辨少阴病脉证并治

少阴之为病，脉微细，但欲寐也。（281）

少阴病，欲吐不吐，心烦，但欲寐，五六日自利而渴者，属少阴也。虚故引水自救，若小便色白者，少阴病形悉具。小便白者，以下焦虚有寒，不能制水，故令色白也。（282）

病人脉阴阳俱紧，反汗出者，亡阳也，此属少阴，法当咽痛而复吐利。（283）

少阴病，脉细沉数，病为在里，不可发汗。（285）

少阴病，脉微，不可发汗，亡阳故也，阳已虚，尺脉弱涩者，复不可下之。（286）

少阴病，脉紧，至七八日，自下利，脉暴微，手足反温，脉紧反去者，为欲解也，虽烦下利，必自愈。（287）

少阴病，始得之，反发热，脉沉者，麻黄附子细辛汤主之。（301）

麻黄附子细辛汤方

麻黄二两，去节　细辛二两　附子一枚，炮，去皮，破八片

上三味，以水一斗，先煮麻黄，减二升，去上沫，内诸药，煮取三升，去滓。温服一升，日三服。

少阴病，得之二三日，麻黄附子甘草汤微发汗。以二三日无证，故微发汗也。（302）

麻黄附子甘草汤方

麻黄二两，去节　甘草二两，炙　附子一枚，

炮,去皮,破八片

上三味,以水七升,先煮麻黄一两沸,去上沫,内诸药,煮取三升,去滓。温服一升,日三服。

少阴病,得之二三日以上,心中烦,不得卧,黄连阿胶汤主之。(303)

黄连阿胶汤方

黄连四两　黄芩二两　芍药二两　鸡子黄二枚阿胶三两,一云三挺

上五味,以水六升,先煮三物,取二升,去滓,内胶烊尽,小冷,内鸡子黄,搅令相得。温服七合,日三服。

少阴病,得之一二日,口中和,其背恶寒者,当灸之,附子汤主之。(304)

附子汤方

附子二枚,炮,去皮,破八片　茯苓三两　人参二两　白术四两　芍药三两

上五味,以水八升,煮取三升,去滓。温服一升,日三服。

少阴病,身体痛,手足寒,骨节痛,脉沉者,附子汤主之。(305)

少阴病,下利便脓血者,桃花汤主之。(306)

桃花汤方

赤石脂一斤,一半全用,一半筛末　干姜一两粳米一升

上三味,以水七升,煮米令熟,去滓。温服七合,内赤石脂末方寸匕,日三服。若一服愈,余勿服。

少阴病，二三日至四五日，腹痛，小便不利，下利不止，便脓血者，桃花汤主之。（307）

少阴病，吐利，手足逆冷，烦躁欲死者，吴茱萸汤主之。（309）

少阴病，下利咽痛，胸满心烦，猪肤汤主之。（310）

猪肤汤方

猪肤一斤

上一味，以水一斗，煮取五升，去滓，加白蜜一升，白粉五合，熬香，和令相得。温分六服。

少阴病二三日，咽痛者，可与甘草汤，不差，与桔梗汤。（311）

甘草汤方

甘草二两

上一味，以水三升，煮取一升半，去滓。温服七合，日二服。

桔梗汤方

桔梗一两　甘草二两

上二味，以水三升，煮取一升，去滓。温分再服。

少阴病，咽中伤，生疮，不能语言，声不出者，苦酒汤主之。（312）

苦酒汤方

半夏洗，破如枣核，十四枚　鸡子一枚，去黄，内上苦酒，着鸡子壳中

上二味，内半夏着苦酒中，以鸡子壳置刀环中，安火上，令三沸，去滓。少少含咽之。不差，更作三剂。

少阴病，咽中痛，半夏散及汤主之。（313）

半夏散及汤方

半夏洗　桂枝去皮　甘草炙

上三味等分，各别捣筛已，合治之。白饮和服方寸匕，日三服。若不能散服者，以水一升，煎七沸，内散两方寸匕，更煮三沸，下火，令小冷，少少咽之。半夏有毒，不当散服。

少阴病，下利，白通汤主之。（314）

白通汤方

葱白四茎　干姜一两　附子一枚，生，去皮，破八片

上三味，以水三升，煮取一升，去滓。分温再服。

少阴病，下利，脉微者，与白通汤。利不止，厥逆无脉，干呕烦者，白通加猪胆汁汤主之。服汤，脉暴出者死，微续者生。（315）

白通加猪胆汁汤方

葱白四茎　干姜一两　附子一枚，生，去皮，破八片　人尿五合　猪胆汁一合

上五味，以水三升，煮取一升，去滓，内胆汁、人尿，和令相得。分温再服。若无胆，亦可用。

少阴病，二三日不已，至四五日，腹痛，小便不利，四肢沉重疼痛，自下利者，此为有水气。其人或咳，或小便利，或下利，或呕者，真武汤主之。（316）

真武汤方

茯苓三两　芍药三两　白术二两　生姜三两，切　附子一枚，炮，去皮，破八片

上五味，以水八升，煮取三升，去滓。温服七合，日三服。若咳者，加五味子半升，细辛一两，干姜一两；若小便利者，去茯苓；若下利者，去芍药，加干姜二两；若呕者，去附子，加生姜，足前为半斤。

少阴病，下利清谷，里寒外热，手足厥逆，脉微欲绝，身反不恶寒，其人面色赤，或腹痛，或干呕，或咽痛，或利止脉不出者，通脉四逆汤主之。（317）

通脉四逆汤方

甘草二两，炙　附子大者一枚，生用，去皮，破八片　干姜三两，强人可四两

上三味，以水三升，煮取一升二合，去滓。分温再服。其脉即出者愈。面色赤者，加葱九茎；腹中痛者，去葱，加芍药二两；呕者，加生姜二两；咽痛者，去芍药，加桔梗一两；利止脉不出者，去桔梗，加人参二两。病皆与方相应者，乃服之。

少阴病，四逆，其人或咳，或悸，或小便不利，或腹中痛，或泄利下重者，四逆散主之。（318）

四逆散方

甘草炙　枳实破，水渍，炙干　柴胡　芍药

上四味，各十分，捣筛。白饮和服方寸匕，日三服。咳者，加五味子、干姜各五分，并主下利；悸者，加桂枝五分；小便不利者，加茯苓五分；腹中痛者，加附子一枚，炮令坼（chè）；泄利下重者，先以水五升，煮薤白三升，煮取三升，去滓，以散三方寸匕内汤中，煮取一升半，分温再服。

少阴病，下利六七日，咳而呕渴，心烦不得眠

者，猪苓汤主之。（319）

少阴病，得之二三日，口燥咽干者，急下之，宜大承气汤。（320）

少阴病，自利清水，色纯青，心下必痛，口干燥者，急下之，宜大承气汤。（321）

少阴病，六七日，腹胀不大便者，急下之，宜大承气汤。（322）

少阴病，脉沉者，急温之，宜四逆汤。（323）

少阴病，饮食入口则吐，心中温（通"愠"，心中烦躁义，读作 yùn）温欲吐，复不能吐，始得之，手足寒，脉弦迟者，此胸中实，不可下也，当吐之；若膈上有寒饮，干呕者，不可吐也。当温之，宜四逆汤。（324）

辨厥阴病脉证并治

厥阴之为病，消渴，气上撞心，心中疼热，饥而不欲食，食则吐蛔。下之利不止。（326）

诸四逆厥者，不可下之，虚家亦然。（330）

伤寒一二日至四五日，厥者必发热，前热者后必厥，厥深者热亦深，厥微者热亦微。厥应下之，而反发汗者，必口伤烂赤。（335）

凡厥者，阴阳气不相顺接，便为厥。厥者，手足逆冷者是也。（337）

伤寒脉微而厥，至七八日，肤冷，其人躁无暂安时者，此为脏厥，非蛔厥也。蛔厥者，其人当吐蛔。今病者静，而复时烦者，此为脏寒。蛔上入其膈，故

烦，须臾复止，得食而呕，又烦者，蛔闻食臭（xiù）出，其人常自吐蛔。蛔厥者，乌梅丸主之。又主久利。（338）

乌梅丸方

乌梅三百枚　细辛六两　干姜十两　黄连十六两　当归四两　附子六两，炮，去皮　蜀椒四两，出汗　桂枝去皮，六两　人参六两　黄柏六两

上十味，异捣筛，合治之，以苦酒渍乌梅一宿，去核，蒸之五斗米下，饭熟，捣成泥，和药令相得，内臼中，与蜜杵二千下，丸如梧桐子大。先食饮服十丸，日三服，稍加至二十丸。禁生冷、滑物、臭食等。

伤寒热少微厥，指头寒，嘿嘿不欲食，烦躁。数日，小便利，色白者，此热除也，欲得食，其病为愈。若厥而呕，胸胁烦满者，其后必便血。（339）

伤寒，脉滑而厥者，里有热，白虎汤主之。（350）

手足厥寒，脉细欲绝者，当归四逆汤主之。（351）

当归四逆汤方

当归三两　桂枝三两，去皮　芍药三两　细辛三两　甘草二两，炙　通草二两　大枣二十五枚，擘。一法十二枚

上七味，以水八升，煮取三升，去滓。温服一升，日三服。

若其人内有久寒者，宜当归四逆加吴茱萸生姜汤。（352）

当归四逆加吴茱萸生姜汤方

当归三两　芍药三两　甘草二两，炙　通草

二两　桂枝三两，去皮　细辛三两　生姜半斤，切
吴茱萸二升　大枣二十五枚，擘

上九味，以水六升，清酒六升和，煮取五升，去
滓。温分五服。一方，水酒各四升。

大汗出，热不去，内拘急，四肢疼，又下利厥逆
而恶寒者，四逆汤主之。（353）

大汗，若大下利而厥冷者，四逆汤主之。（354）

伤寒厥而心下悸，宜先治水，当服茯苓甘草汤，
却治其厥。不尔，水渍入胃，必作利也。（356）

伤寒六七日，大下后，寸脉沉而迟，手足厥逆，
下部脉不至，喉咽不利，唾脓血，泄利不止者，为难
治，麻黄升麻汤主之。（357）

麻黄升麻汤方

麻黄二两半，去节　升麻一两一分　当归一两
一分　知母十八铢　黄芩十八铢　萎蕤十八铢，一
作菖蒲　芍药六铢　天门冬六铢，去心　桂枝六铢，
去皮　茯苓六铢　甘草六铢，炙　石膏六铢，碎，绵
裹　白术六铢　干姜六铢

上十四味，以水一斗，先煮麻黄一两沸，去上
沫，内诸药，煮取三升，去滓，分温三服。相去如炊
三斗米顷令尽，汗出愈。

伤寒本自寒下，医复吐下之，寒格，更逆吐下，
若食入口即吐，干姜黄芩黄连人参汤主之。（359）

干姜黄芩黄连人参汤方

干姜　黄芩　黄连　人参各三两

上四味，以水六升，煮取二升，去滓。分温再服。

下利清谷，里寒外热，汗出而厥者，通脉四逆汤主之。（370）

热利下重者，白头翁汤主之。（371）

白头翁汤方

白头翁二两　黄柏三两　黄连三两　秦皮三两

上四味，以水七升，煮取二升，去滓。温服一升。不愈，更服一升。

下利腹胀满，身体疼痛者，先温其里，乃攻其表。温里，宜四逆汤；攻表，宜桂枝汤。（372）

下利，欲饮水者，以有热故也，白头翁汤主之。（373）

下利，谵语者，有燥屎也，宜小承气汤。（374）

呕而脉弱，小便复利，身有微热，见厥者难治，四逆汤主之。（377）

干呕，吐涎沫，头痛者，吴茱萸汤主之。（378）

呕而发热者，小柴胡汤主之。（379）

辨霍乱病脉证并治

问曰：病有霍乱者何？答曰：呕吐而利，此名霍乱。（382）

问曰：病发热，头痛，身疼，恶寒，吐利者，此属何病？答曰。此名霍乱。霍乱自吐下，又利止，复更发热也。（383）

恶寒脉微而复利，利止亡血也，四逆加人参汤主之。（385）

四逆加人参汤方

甘草二两，炙　附子一枚，生，去皮，破八片
干姜一两半　人参一两。

上四味，以水三升，煮取一升二合，去滓，分温
再服。

霍乱，头痛发热，身疼痛，热多欲饮水者，五苓
散主之；寒多不用水者，理中丸主之。（386）

理中丸方下有作汤加减法

人参　干姜　甘草炙　白术各三两

上四味，捣筛，蜜和为丸，如鸡子黄许大。以沸
汤数合，和一丸，研碎温服之，日三四，夜二服。腹
中未热，益至三四丸，然不及汤。汤法：以四物依两
数切，用水八升，煮取三升，去滓。温服一升，日三
服。若脐上筑者，肾气动也，去术，加桂四两；吐多
者，去术，加生姜三两；下多者，还用术；悸者，加茯
苓二两；渴欲得水者，加术，足前成四两半；腹中痛
者，加人参，足前成四两半；寒者，加干姜，足前成四
两半；腹满者，去术，加附子一枚。服汤后，如食顷，
饮热粥一升许，微自温，勿发揭衣被。

吐利止，而身痛不休者，当消息和解其外，宜桂
枝汤小和之。（387）

吐利汗出，发热恶寒，四肢拘急，手足厥冷者，
四逆汤主之。（388）

既吐且利，小便复利，而大汗出，下利清谷，内
寒外热，脉微欲绝者，四逆汤主之。（389）

吐已下断，汗出而厥，四肢拘急不解，脉微欲绝

者,通脉四逆加猪胆汤主之。(390)

通脉四逆加猪胆汤方

甘草二两,炙 干姜三两,强人可四两 附子大者一枚,生,去皮,破八片 猪胆汁半合

上四味,以水三升,煮取一升二合,去滓,内猪胆汁,分温再服,其脉即来。无猪胆,以羊胆代之。

吐利发汗,脉平,小烦者,以新虚不胜谷气故也。(391)

辨阴阳易差后劳复病脉证并治

大病差后,劳复者,枳实栀子豉汤主之。(393)

枳实栀子豉汤方

枳实三枚,炙 栀子十四个,擘 豉一升,绵裹

上三味,以清浆水七升,空煮取四升,内枳实、栀子,煮取二升,下豉更煮五六沸,去滓。温分再服。覆令微似汗。若有宿食者,内大黄如博棋子五六枚,服之愈。

伤寒差以后,更发热,小柴胡汤主之。脉浮者,以汗解之;脉沉实者,以下解之。(394)

大病差后,从腰以下有水气者,牡蛎泽泻散主之。(395)

牡蛎泽泻散方

牡蛎熬 泽泻 蜀漆暖水洗,去腥 葶苈子熬商陆根熬 海藻洗去咸 栝楼根各等分

上七味异捣,下筛为散,更于臼中治之。白饮和服方寸匕,日三服。小便利,止后服。

大病差后，喜唾，久不了了，胸上有寒，当以丸药温之，宜理中丸。（396）

伤寒解后，虚羸少气，气逆欲吐，竹叶石膏汤主之。（397）

竹叶石膏汤方

竹叶二把　石膏一斤　半夏半升，洗　麦门冬一升，去心　人参二两　甘草二两，炙　粳米半升

上七味，以水一斗，煮取六升，去滓，内粳米，煮米熟，汤成去米。温服一升，日三服。

病人脉已解，而日暮微烦，以病新差，人强与谷，脾胃气尚弱，不能消谷，故令微烦，损谷则愈。（398）

《金匮要略》

脏腑经络先后病脉证第一

夫治未病者，见肝之病，知肝传脾，当先实脾，四季脾旺不受邪，即勿补之。中工不晓相传，见肝之病，不解实脾，惟治肝也。

夫肝之病，补用酸，助用焦苦，益用甘味之药调之。……肝虚则用此法，实则不在用之。

经曰：虚虚实实，补不足，损有余，是其义也。余脏准此。（1）

夫人禀五常，因风气而生长，风气虽能生万物，亦能害万物，如水能浮舟，亦能覆舟。若五脏元真通畅，人即安和。客气邪风，中人多死。千般疢难，不越三条：一者，经络受邪，入脏腑，为内所因也；二者，四肢九窍，血脉相传，壅塞不通，为外皮肤所中也；三者，房室、金刃、虫兽所伤。以此详之，病由都尽。

若人能养慎，不令邪风干忤经络，适中经络，未流传脏腑，即医治之；四肢才觉重滞，即导引、吐纳、针灸、膏摩，勿令九窍闭塞；更能无犯王法、禽兽灾伤；房室勿令竭乏，服食节其冷、热、苦、酸、辛、甘，

不遗形体有衰，病则无由入其腠理。腠者，是三焦通会元真之处，为血气所注；理者，是皮肤脏腑之纹理也。（2）

问曰：病人有气色见于面部，愿闻其说。师曰：鼻头色青，腹中痛，苦冷者死。一云腹中冷，苦痛者死。鼻头色微黑者，有水气；色黄者，胸上有寒；色白者，亡血也，设微赤非时者死；其目正圆者痓，不治。又色青为痛，色黑为劳，色赤为风，色黄者便难，色鲜明者有留饮。（3）

师曰：病人语声寂然喜惊呼者，骨节间病；语声喑喑然不彻者，心膈间病；语声啾啾然细而长者，头中病。一作痛。（4）

师曰：息摇肩者，心中坚；息引胸中上气者，咳；息张口短气者，肺痿唾沫。（5）

师曰：寸口脉动者，因其王时而动，假令肝王色青，四时各随其色。肝色青而反色白，非其时色脉，皆当病。（7）

问曰：有未至而至，有至而不至，有至而不去，有至而太过，何谓也？师曰：冬至之后，甲子夜半少阳起，少阳之时阳始生，天得温和。以未得甲子，天因温和，此为未至而至也；以得甲子而天未温和，此为至而不至也；以得甲子而天大寒不解，此为至而不去也；以得甲子而天温和如盛夏五六月时，此为至而太过也。（8）

师曰：病人脉浮者在前，其病在表；浮者在后，其病在里，腰痛背强不能行，必短气而极也。（9）

问曰：寸脉沉大而滑，沉则为实，滑则为气，实气相搏，血气入脏即死，入腑即愈，此为卒厥。何谓也？师曰：唇口青，身冷，为入脏即死；如身和，汗自出，为入腑即愈。（11）

问曰：脉脱入脏即死，入腑即愈，何谓也？师曰：非为一病，百病皆然。譬如浸淫疮，从口起流向四肢者，可治，从四肢流来入口者，不可治。病在外者可治，入里者即死。（12）

清邪居上，浊邪居下，大邪中表，小邪中里，槃饪之邪，从口入者，宿食也。五邪中人，各有法度，风中于前，寒中于暮，湿伤于下，雾伤于上。风令脉浮，寒令脉急，雾伤皮腠，湿流关节，食伤脾胃，极寒伤经，极热伤络。（13）

问曰：病有急当救里、救表者，何谓也？师曰：病，医下之，续得下利清谷不止，身体疼痛者，急当救里；后身体疼痛，清便自调者，急当救表也。（14）

夫病痼疾，加以卒病，当先治其卒病，后乃治其痼疾也。（15）

师曰：五脏病各有所得者愈，五脏病各有所恶，各随其所不喜者为病。病者素不应食，而反暴思之，必发热也。（16）

夫诸病在脏，欲攻之，当随其所得而攻之。如渴者，与猪苓汤。余皆仿此。（17）

痉湿暍病脉证治第二

太阳病，发热无汗，反恶寒者，名曰刚痉。（1）

太阳病，发热汗出而不恶寒，名曰柔痉。（2）

病者身热足寒，颈项强急，恶寒，时头热，面赤目赤，独头动摇，卒口噤，背反张者，痉病也。（7）

夫痉脉，按之紧如弦，直上下行。（9）

太阳病，其证备，身体强，几几然，脉反沉迟，此为痉，栝楼桂枝汤主之。（11）

栝楼桂枝汤方

栝楼根二两　桂枝三两　芍药三两　甘草二两生姜三两　大枣十二枚

上六味，以水九升，煮取三升，分温三服，取微汗。汗不出，食顷，啜热粥发之。

太阳病，无汗而小便反少，气上冲胸，口噤不得语，欲作刚痉，葛根汤主之。（12）

葛根汤方

葛根四两　麻黄三两，去节　桂枝二两，去皮芍药二两　甘草二两，炙　生姜三两　大枣十二枚

上七味，㕮咀，以水七升，先煮麻黄、葛根，减二升，去沫，内诸药，煮取三升，去滓，温服一升，覆取微似汗，不须啜粥，余如桂枝汤法将息及禁忌。

痉为病一本痉字上有刚字，胸满，口噤，卧不着席，脚挛急，必齘齿，可与大承气汤。（13）

大承气汤方

大黄四两，酒洗　厚朴半斤，炙，去皮　枳实五枚，炙　芒硝三合

上四味，以水一斗，先煮二物，取五升，去滓；内大黄，煮取二升；去滓，内芒硝，更上火微一二沸，分

温再服，得下止服。

太阳病，关节疼痛而烦，脉沉而细一作缓者，此名湿痹《玉函》云中湿。湿痹之候，小便不利，大便反快，但当利其小便。（14）

湿家之为病，一身尽疼一云疼烦，发热，身色如熏黄也。（15）

风湿相搏，一身尽疼痛，法当汗出而解，值天阴雨不止，医云此可发汗，汗之病不愈者，何也？盖发其汗，汗大出者，但风气去，湿气在，是故不愈也。若治风湿者，发其汗，但微微似欲出汗者，风湿俱去也。（18）

湿家病身疼发热，面黄而喘，头痛鼻塞而烦，其脉大，自能饮食，腹中和无病，病在头中寒湿，故鼻塞。内药鼻中则愈。（19）

湿家身烦疼，可与麻黄加术汤发其汗为宜，慎不可以火攻之。（20）

麻黄加术汤方

麻黄三两，去节　桂枝二两，去皮　甘草一两，炙　杏仁七十个，去皮尖　白术四两

上五味，以水九升，先煮麻黄，减二升，去上沫，内诸药，煮取二升半，去滓，温服八合，覆取微似汗。

病者一身尽疼，发热，日晡所剧者，名风湿。此病伤于汗出当风，或久伤取冷所致也。可与麻黄杏仁薏苡甘草汤。（21）

麻黄杏仁薏苡甘草汤方

麻黄去节，半两，汤泡　甘草一两，炙　薏苡仁

半两　杏仁十个，去皮尖，炒

上剉麻豆大，每服四钱匕，水盏半，煮八分，去滓，温服。有微汗，避风。

风湿，脉浮，身重，汗出，恶风者，防己黄芪汤主之。（22）

防己黄芪汤方

防己一两　甘草半两，炒　白术七钱半　黄芪一两一分，去芦

上剉麻豆大，每抄五钱匕，生姜四片，大枣一枚，水盏半，煎八分，去滓，温服，良久再服。喘者，加麻黄半两；胃中不和者，加芍药三分；气上冲者，加桂枝三分；下有陈寒者，加细辛三分。服后当如虫行皮中，从腰下如冰，后坐被上，又以一被绕腰以下，温，令微汗，差。

伤寒八九日，风湿相搏，身体疼烦，不能自转侧，不呕不渴，脉浮虚而涩者，桂枝附子汤主之；若大便坚，小便自利者，去桂加白术汤主之。（23）

桂枝附子汤方

桂枝四两，去皮　生姜三两，切　附子三枚，炮，去皮，破八片　甘草二两，炙　大枣十二枚，擘

上五味，以水六升，煮取二升，去滓，分温三服。

白术附子汤方

白术二两　附子一枚半，炮，去皮　甘草一两，炙　生姜一两半，切　大枣六枚

上五味，以水三升，煮取水一升，去滓，分温三服。一服觉身痹，半日许再服，三服都尽，其人如冒

状，勿怪，即是术、附并走皮中逐水气，未得除故耳。

风湿相搏，骨节疼烦，掣痛不得屈伸，近之则痛剧，汗出短气，小便不利，恶风不欲去衣，或身微肿者，甘草附子汤主之。（24）

甘草附子汤方

甘草二两，炙　白术二两　附子二枚，炮，去皮桂枝四两，去皮

上四味，以水六升，煮取三升，去滓，温服一升，日三服。初服得微汗则解，能食，汗出复烦者，服五合。恐一升多者，取六七合为妙。

太阳中热者，暍是也。汗出恶寒，身热而渴，白虎加人参汤主之。（26）

白虎加人参汤方

知母六两　石膏一斤，碎　甘草二两　粳米六合　人参三两

上五味，以水一斗，煮米熟汤成，去滓，温服一升，日三服。

百合狐惑阴阳毒病脉证治第三

百合病者，百脉一宗，悉致其病也。意欲食复不能食，常默默，欲卧不能卧，欲行不能行，饮食或有美时，或有不用闻食臭时，如寒无寒，如热无热，口苦，小便赤，诸药不能治，得药则剧吐利，如有神灵者，身形如和，其脉微数。每溺时头痛者，六十日乃愈；若溺时头不痛，淅然者，四十日愈；若溺快然，但头眩者，二十日愈。其证或未病而预见，或病

四五日而出，或病二十日，或一月微见者，各随证治之。(1)

百合病发汗后者，百合知母汤主之。(2)

百合知母汤方

百合七枚，擘　知母三两，切

上先以水洗百合，渍一宿，当白沫出，去其水，更以泉水二升，煎取一升，去滓；别以泉水二升煎知母，取一升，去滓；后合和，煎取一升五合，分温再服。

百合病下之后者，滑石代赭汤主之。(3)

滑石代赭汤方

百合七枚，擘　滑石三两，碎，绵裹　代赭石如弹丸大一枚，碎，绵裹

上先以水洗百合，渍一宿，当白沫出，去其水，更以泉水二升，煎取一升，去滓；别以泉水二升煎滑石、代赭，取一升，去滓；后合和重煎，取一升五合，分温服。

百合病吐之后者，百合鸡子汤主之。(4)

百合鸡子汤方

百合七枚，擘　鸡子黄一枚

上先以水洗百合，渍一宿，当白沫出，去其水，更以泉水二升，煎取一升，去滓，内鸡子黄，搅匀，煎五分，温服。

百合病，不经吐、下、发汗，病形如初者，百合地黄汤主之。(5)

百合地黄汤方

百合七枚，擘　生地黄汁一升

上以水洗百合，渍一宿，当白沫出，去其水，更以泉水二升，煎取一升，去滓，内地黄汁，煎取一升五合，分温再服。中病，勿更服。大便当如漆。

百合病一月不解，变成渴者，百合洗方主之。(6)

百合洗方

上以百合一升，以水一斗，渍之一宿，以洗身。洗已，食煮饼，勿以盐豉也。

百合病渴不差者，栝楼牡蛎散主之。(7)

栝楼牡蛎散方

栝楼根　牡蛎熬，等分

上为细末，饮服方寸匕，日三服。

百合病变发热者，一作发寒热。百合滑石散主之。(8)

百合滑石散方

百合一两，炙　滑石三两

上为散，饮服方寸匕，日三服。当微利者，止服，热则除。

百合病见于阴者，以阳法救之；见于阳者，以阴法救之。见阳攻阴，复发其汗，此为逆；见阴攻阳，乃复下之，此亦为逆。(9)

狐惑之为病，状如伤寒，默默欲眠，目不得闭，卧起不安，蚀于喉为惑，蚀于阴为狐，不欲饮食，恶闻食臭，其面目乍赤、乍黑、乍白。蚀于上部则声喝，一作嗄。甘草泻心汤主之。(10)

甘草泻心汤方

甘草四两　黄芩　人参　干姜各三两　黄连一

两 大枣十二枚 半夏半升

上七味，水一斗，煮取六升，去滓，再煎，温服一升，日三服。

蚀于下部则咽干，苦参汤洗之。（11）

苦参汤方

苦参一升

以水一斗，煎取七升，去滓，熏洗，日三服。

蚀于肛者，雄黄熏之。（12）

雄黄

上一味为末，筒瓦二枚合之，烧，向肛熏之。

病者脉数，无热，微烦，默默但欲卧，汗出。初得之三四日，目赤如鸠眼；七八日，目四眦一本此有黄字黑。若能食者，脓已成也，赤豆当归散主之。（13）

赤豆当归散方

赤小豆三升，浸令芽出，曝干 当归三两

上二味，杵为散，浆水服方寸匕，日三服。

阳毒之为病，面赤斑斑如锦纹，咽喉痛，唾脓血。五日可治，七日不可治，升麻鳖甲汤主之。（14）

阴毒之为病，面目青，身痛如被杖，咽喉痛。五日可治，七日不可治，升麻鳖甲汤去雄黄蜀椒主之。（15）

升麻鳖甲汤方

升麻二两 当归一两 蜀椒炒去汗，一两 甘草二两 鳖甲手指大一片，炙 雄黄半两，研

上六味，以水四升，煮取一升，顿服之，老小再服。取汗。

疟病脉证治第四

师曰：疟脉自弦，弦数者多热，弦迟者多寒。弦小紧者下之差，弦迟者可温之，弦紧者可发汗、针灸也，浮大者可吐之，弦数者风发也，以饮食消息止之。（1）

……疟母，急治之，宜鳖甲煎丸。（2）

鳖甲煎丸方

鳖甲十二分，炙　乌扇三分，烧　黄芩三分　柴胡六分　鼠妇三分，熬　干姜三分　大黄三分　芍药五分　桂枝三分　葶苈一分，熬　石韦三分，去毛　厚朴三分　牡丹五分，去心　瞿麦二分　紫葳三分　半夏一分　人参一分　䗪虫五分，熬　阿胶三分，炙　蜂窠四分，熬　赤硝十二分　蜣螂六分，熬　桃仁二分

上二十三味为末，取锻灶下灰一斗，清酒一斛五斗，浸灰，候酒尽一半，着鳖甲于中，煮令泛烂如胶漆，绞取汁，内诸药，煎为丸，如梧子大，空心服七丸，日三服。《千金方》用鳖甲十二片，又有海藻三分，大戟一分，䗪虫五分，无鼠妇、赤硝二味，以鳖甲煎和诸药为丸。

温疟者，其脉如平，身无寒但热，骨节疼烦，时呕，白虎加桂枝汤主之。（4）

白虎加桂枝汤方

知母六两　甘草二两，炙　石膏一斤　粳米二合　桂去皮，三两

上剉，每五钱，水一盏半，煎至八分，去滓，温服，汗出愈。

疟多寒者，名曰牝疟，蜀漆散主之。(5)

蜀漆散方

蜀漆洗去腥　云母烧二日夜　龙骨等分

上三味，作为散，未发前，以浆水服半钱。温疟加蜀漆半分，临发时服一钱匕。一方云母作云实。

牡蛎汤：治牝疟。

牡蛎四两，熬　麻黄四两，去节　甘草二两蜀漆三两

上四味，以水八升，先煮蜀漆、麻黄，去上沫，得六升，内诸药，煮取二升，温服一升。若吐，则勿更服。

柴胡去半夏加栝楼根汤：治疟病发渴者，亦治劳疟。

柴胡八两　人参　黄芩　甘草各三两　栝楼根四两　生姜二两　大枣十二枚

上七味，以水一斗二升，煮取六升，去滓，再煎，取三升，温服一升，日二服。

柴胡桂姜汤：治疟寒多微有热，或但寒不热。服一剂如神。

柴胡半斤　桂枝三两，去皮　干姜二两　栝楼根四两　黄芩三两　牡蛎三两，熬　甘草二两，炙

上七味，以水一斗二升，煮取六升，去滓，再煎，取三升，温服一升，日三服。初服微烦，复服汗出便愈。

中风历节病脉证并治第五

夫风之为病，当半身不遂，或但臂不遂者，此为痹。脉微而数，中风使然。（1）

寸口脉浮而紧，紧则为寒，浮则为虚；寒虚相搏，邪在皮肤；浮者血虚，络脉空虚；贼邪不泻，或左或右；邪气反缓，正气即急，正气引邪，喝僻不遂。（2）

邪在于络，肌肤不仁；邪在于经，即重不胜；邪入于腑，即不识人；邪入于脏，舌即难言，口吐涎。（2）

侯氏黑散：治大风四肢烦重，心中恶寒不足者。《外台》治风癫。

菊花四十分　白术十分　细辛三分　茯苓三分　牡蛎三分　桔梗八分　防风十分　人参三分　矾石三分　黄芩五分　当归三分　干姜三分　芎䓖三分　桂枝三分

上十四味，杵为散，酒服方寸匕，日一服。初服二十日，温酒调服，禁一切鱼肉大蒜，常宜冷食，六十日止，即药积在腹中不下也。热食即下矣，冷食自能助药力。

风引汤：除热瘫痫。

大黄　干姜　龙骨各四两　桂枝三两　甘草　牡蛎各二两　寒水石　滑石　赤石脂　白石脂　紫石英　石膏各六两

上十二味，杵，粗筛，以韦囊盛之，取三指撮，井花水三升，煮三沸，温服一升。治大人风引，少小惊痫瘈疭，日数十发，医所不疗，除热方。巢氏云：脚气宜风引汤。

防己地黄汤：治病如狂状，妄行，独语不休，无寒热，其脉浮。

防己一分　桂枝三分　防风三分　甘草二分

上四味，以酒一杯，渍之一宿，绞取汁，生地黄二斤，㕮咀，蒸之如斗米饭久，以铜器盛其汁，更绞地黄汁，和，分再服。

寸口脉沉而弱，沉即主骨，弱即主筋，沉即为肾，弱即为肝。汗出入水中，如水伤心，历节黄汗出，故曰历节。（4）

诸肢节疼痛，身体魁羸，脚肿如脱，头眩短气，温温欲吐，桂枝芍药知母汤主之。（8）

桂枝芍药知母汤方

桂枝四两　芍药三两　甘草二两　麻黄二两
生姜五两　白术五两　知母四两　防风四两　附子二两，炮

上九味，以水七升，煮取二升，温服七合，日三服。
病历节，不可屈伸，疼痛，乌头汤主之。（10）

乌头汤方　治脚气疼痛，不可屈伸。

麻黄　芍药　黄芪各三两　甘草三两，炙　川乌五枚，㕮咀，以蜜二升，煎取一升，即出乌头

上五味，㕮咀四味，以水三升，煮取一升，去滓，内蜜煎中，更煎之，服七合。不知，尽服之。

《古今录验》续命汤：治中风痱，身体不能自收持，口不能言，冒昧不知痛处，或拘急不得转侧。姚云：与大续命同，兼治妇人产后出血者，及老人小儿。

麻黄　桂枝　当归　人参　石膏　干姜　甘草各三两　芎䓖一两　杏仁四十枚

上九味，以水一斗，煮取四升，温服一升，当小汗，薄覆脊，凭几坐，汗出则愈；不汗，更服。无所禁，勿当风。并治但伏不得卧，咳逆上气，面目浮肿。

《千金》三黄汤：治中风手足拘急，百节疼痛，烦热心乱，恶寒，经日不欲饮食。

麻黄五分　独活四分　细辛二分　黄芪二分黄芩三分

上五味，以水六升，煮取二升，分温三服，一服小汗，二服大汗。心热加大黄二分，腹满加枳实一枚，气逆加人参三分，悸加牡蛎三分，渴加栝楼根三分，先有寒加附子一枚。

《近效方》术附汤：治风虚头重眩，苦极，不知食味，暖肌补中，益精气。

白术二两　甘草一两，炙　附子一枚半，炮，去皮

上三味，剉，每五钱匕，姜五片，枣一枚。水盏半，煎七成，去滓，温服。

崔氏八味丸：治脚气上入，少腹不仁。

干地黄八两　山茱萸　薯蓣各四两　泽泻　茯苓　牡丹皮各三两　桂枝　附子炮，各一两

上八味，末之，炼蜜和丸，梧子大。酒下十五丸，日再服。

《千金方》越婢加术汤：治肉极，热则身体津脱，腠理开，汗大泄，厉风气，下焦脚弱。

麻黄六两　　石膏半斤　　生姜三两　　甘草二两
白术四两　　大枣十五枚

上六味，以水六升，先煮麻黄去上沫，内诸药，煮取三升，分温三服。恶风加附子一枚，炮。

血痹虚劳病脉证并治第六

问曰：血痹病从何得之？师曰：夫尊荣人，骨弱肌肤盛，重因疲劳汗出，卧不时动摇，加被微风，遂得之。但以脉自微涩，在寸口、关上小紧，宜针引阳气，令脉和紧去则愈。（1）

血痹阴阳俱微，寸口关上微，尺中小紧，外证身体不仁，如风痹状，黄芪桂枝五物汤主之。（2）

黄芪桂枝五物汤方

黄芪三两　　芍药三两　　桂枝三两　　生姜六两
大枣十二枚

上五味，以水六升，煮取二升，温服七合，日三服。一方有人参。

夫男子平人，脉大为劳，极虚亦为劳。（3）

夫失精家，少腹弦急，阴头寒，目眩，一作目眶痛。发落，脉极虚芤迟，为清谷，亡血，失精。脉得诸芤动微紧，男子失精，女子梦交，桂枝加龙骨牡蛎汤主之。（8）

桂枝加龙骨牡蛎汤方《小品》云：虚羸浮热汗出者除桂，加白薇、附子各三分，故曰二加龙骨汤。

桂枝　　芍药　　生姜各三两　　甘草二两　　大枣
十二枚　　龙骨　　牡蛎各三两

上七味，以水七升，煮取三升，分温三服。

天雄散方

天雄三两，炮　白术八两　桂枝六两　龙骨三两

上四味，杵为散，酒服半钱匕，日三服，不知，稍增之。

虚劳里急，悸，衄，腹中痛，梦失精，四肢酸疼，手足烦热，咽干口燥，小建中汤主之。（13）

小建中汤方

桂枝三两，去皮　甘草三两，炙　大枣十二枚
芍药六两　生姜二两　胶饴一升

上六味，以水七升，煮取三升，去滓，内胶饴，更上微火消解，温服一升，日三服。呕家不可用建中汤，以甜故也。《千金》疗男女因积冷气滞，或大病后不复常，苦四肢沉重，骨肉酸疼，吸吸少气，行动喘乏，胸满气急，腰背强痛，心中虚悸，咽干唇燥，面体少色，或饮食无味，胁肋腹胀，头重不举，多卧少起，甚者积年，轻者百日，渐至瘦弱，五脏气竭，则难可复常，六脉俱不足，虚寒乏气，少腹拘急，羸瘠百病，名曰黄芪建中汤，又有人参二两。

虚劳里急，诸不足，黄芪建中汤主之。（14）

虚劳腰痛，少腹拘急，小便不利者，八味肾气丸主之。方见脚气中。（15）

虚劳诸不足，风气百疾，薯蓣丸主之。（16）

薯蓣丸方

薯蓣三十分　当归　桂枝　曲　干地黄　豆黄卷各十分　甘草二十八分　人参七分　芎䓖　芍药
白术　麦门冬　杏仁各六分　柴胡　桔梗　茯苓各

五分　阿胶七分　干姜三分　白敛二分　防风六分
大枣百枚,为膏

上二十一味,末之,炼蜜和丸,如弹子大,空腹
酒服一丸,一百丸为剂。

虚劳虚烦不得眠,酸枣仁汤主之。(17)

酸枣仁汤方

酸枣仁二升　甘草一两　知母二两　茯苓二两
芎䓖二两。《深师》有生姜二两

上五味,以水八升,煮酸枣仁,得六升,内诸药,
煮取三升,分温三服。

五劳虚极羸瘦,腹满不能饮食,食伤、忧伤、饮
伤、房室伤、饥伤、劳伤、经络营卫气伤,内有干血,
肌肤甲错,两目黯黑。缓中补虚,大黄䗪虫丸主之。
(18)

大黄䗪虫丸方

大黄十分,蒸　黄芩二两　甘草三两　桃仁一
升　杏仁一升　芍药四两　干地黄十两　干漆一两
虻虫一升　水蛭百枚　蛴螬一升　䗪虫半升

上十二味,末之,炼蜜和丸小豆大,酒饮服五
丸,日三服。

《千金翼》炙甘草汤一云复脉汤:治虚劳不足,汗
出而闷,脉结悸,行动如常,不出百日,危急者,十一
日死。

甘草四两,炙　桂枝　生姜各三两　麦门冬半
升　麻仁半升　人参　阿胶各二两　大枣三十枚
生地黄一斤

上九味，以酒七升，水八升，先煮八味，取三升，去滓，内胶消尽，温服一升，日三服。

《肘后》獭肝散：治冷劳，又主鬼疰一门相染。

獭肝一具

炙干末之，水服方寸匕，日三服。

肺痿肺痈咳嗽上气病脉证治第七

问曰：热在上焦者，因咳为肺痿。肺痿之病，从何得之？师曰：或从汗出，或从呕吐，或从消渴，小便利数，或从便难，又被快药下利，重亡津液，故得之。

曰：寸口脉数，其人咳，口中反有浊唾涎沫者何？师曰：为肺痿之病。若口中辟辟燥，咳即胸中隐隐痛，脉反滑数，此为肺痈，咳唾脓血。脉数虚者为肺痿，数实者为肺痈。（1）

肺痿吐涎沫而不咳者，其人不渴，必遗尿，小便数，所以然者，以上虚不能制下故也。此为肺中冷，必眩，多涎唾，甘草干姜汤以温之。若服汤已渴者，属消渴。（5）

甘草干姜汤方

甘草四两，炙　干姜二两，炮

上㕮咀，以水三升，煮取一升五合，去滓，分温再服。

咳而上气，喉中水鸡声，射干麻黄汤主之。（6）

射干麻黄汤方

射干十三枚一法三两　麻黄四两　生姜四两

细辛　紫菀　款冬花各三两　五味子半升　大枣七枚　半夏大者，洗，八枚，一法半升

上九味，以水一斗二升，先煮麻黄两沸，去上沫，内诸药，煮取三升，分温三服。

咳逆上气，时时吐唾浊，但坐不得眠，皂荚丸主之。（7）

皂荚丸方

皂荚八两，刮去皮，用酥炙

上一味，末之，蜜丸梧子大，以枣膏和汤服三丸，日三夜一服。

咳而脉浮者，厚朴麻黄汤主之。（8）

脉沉者，泽漆汤主之。（9）

厚朴麻黄汤方

厚朴五两　麻黄四两　石膏如鸡子大　杏仁半升　半夏半升　干姜二两　细辛二两　小麦一升　五味子半升

上九味，以水一斗二升，先煮小麦熟，去滓，内诸药，煮取三升，温服一升，日三服。

泽漆汤方

半夏半升　紫参五两一作紫菀　泽漆三斤，以东流水五斗，煮取一斗五升　生姜五两　白前五两　甘草　黄芩　人参　桂枝各三两

上九味，㕮咀，内泽漆汁中，煮取五升，温服五合，至夜尽。

大逆上气，咽喉不利，止逆下气者，麦门冬汤主之。（10）

麦门冬汤方

麦门冬七升　半夏一升　人参二两　甘草二两
粳米三合　大枣十二枚

上六味，以水一斗二升，煮取六升，温服一升，
日三夜一服。

肺痈，喘不得卧，葶苈大枣泻肺汤主之。（11）

葶苈大枣泻肺汤方

葶苈熬令黄色，捣丸如弹子大　大枣十二枚

上先以水三升，煮枣取二升，去枣，内葶苈，煮
取一升，顿服。

咳而胸满，振寒脉数，咽干不渴，时出浊唾腥
臭，久久吐脓如米粥者，为肺痈，桔梗汤主之。（12）

桔梗汤方 亦治血痹。

桔梗一两　甘草二两

上二味，以水三升，煮取一升，分温再服，则吐
脓血也。

咳而上气，此为肺胀，其人喘，目如脱状，脉浮
大者，越婢加半夏汤主之。（13）

越婢加半夏汤方

麻黄六两　石膏半斤　生姜三两　大枣十五枚
甘草二两　半夏半升

上六味，以水六升，先煮麻黄，去上沫，内诸药，
煮取三升，分温三服。

肺胀，咳而上气，烦躁而喘，脉浮者，心下有水，
小青龙加石膏汤主之。（14）

小青龙加石膏汤方《千金》证治同，外更加胁下痛引缺盆

麻黄　芍药　桂枝　细辛　甘草　干姜各三两　五味子　半夏各半升　石膏二两

上九味，以水一斗，先煮麻黄，去上沫，内诸药，煮取三升。强人服一升，羸者减之，日三服，小儿服四合。

《外台》炙甘草汤：治肺痿涎唾多，心中温温液液者方见虚劳中。

《千金》生姜甘草汤：治肺痿，咳唾涎沫不止，咽燥而渴。

生姜五两　人参三两　甘草四两　大枣十五枚

上四味，以水七升，煮取三分，分温三服。

《千金》桂枝去芍药加皂荚汤：治肺痿吐涎沫。

桂枝　生姜各三两　甘草二两　大枣十枚　皂荚一枚，去皮子，炙焦

上五味，以水七升，微微火煮取三升，分温三服。

《外台》桔梗白散：治咳而胸满，振寒脉数，咽干不渴，时出浊唾腥臭，久久吐脓如米粥者，为肺痈。

桔梗　贝母各三分　巴豆一分，去皮，熬，研如脂

上三味，为散，强人饮服半钱匕，羸者减之。病在膈上者吐脓血，膈下者泻出，若下多不止，饮冷水一杯则定。

《千金》苇茎汤：治咳有微热，烦满，胸中甲错，是为肺痈。

苇茎二升　薏苡仁半升　桃仁五十枚　瓜瓣半升

上四味，以水一斗，先煮苇茎，得五升，去滓，内诸药，煮取二升，服一升，再服，当吐如脓。

肺痈胸满胀，一身面目浮肿，鼻塞清涕出，不闻香臭酸辛，咳逆上气，喘鸣迫塞，葶苈大枣泻肺汤主之。方见上，三日一剂，可至三四剂，此先服小青龙汤一剂乃进。小青龙汤方见咳嗽门中。（15）

奔豚气病脉证治第八

师曰：奔豚病，从少腹起，上冲咽喉，发作欲死，复还止，皆从惊恐得之。（1）

奔豚气上冲胸，腹痛，往来寒热，奔豚汤主之。（2）

奔豚汤方

甘草　芎䓖　当归各二两　半夏四两　黄芩二两　生葛五两　芍药二两　生姜四两　甘李根白皮一升

上九味，以水二斗，煮取五升，温服一升，日三夜一服。

胸痹心痛短气病脉证治第九

师曰：夫脉当取太过不及，阳微阴弦，即胸痹而痛，所以然者，责其极虚也。今阳虚知在上焦，所以胸痹、心痛者，以其阴弦故也。（1）

胸痹之病，喘息咳唾，胸背痛，短气，寸口脉沉

而迟,关上小紧数,栝楼薤白白酒汤主之。(3)

栝楼薤白白酒汤方

栝楼实一枚,捣　薤白半升　白酒七升

上三味,同煮,取二升,分温再服。

胸痹不得卧,心痛彻背者,栝楼薤白半夏汤主之。(4)

栝楼薤白半夏汤方

栝楼实一枚,捣　薤白三两　半夏半斤　白酒一斗

上四味,同煮,取四升,温服一升,日三服。

胸痹心中痞,留气结在胸,胸满,胁下逆抢心,枳实薤白桂枝汤主之;人参汤亦主之。(5)

枳实薤白桂枝汤方

枳实四枚　厚朴四两　薤白半斤　桂枝一两栝楼实一枚,捣

上五味,以水五升,先煮枳实、厚朴,取二升,去滓,内诸药,煮数沸,分温三服。

人参汤方

人参　甘草　干姜　白术各三两

上四味,以水八升,煮取三升,温服一升,日三服

胸痹,胸中气塞,短气,茯苓杏仁甘草汤主之,橘枳姜汤亦主之。(6)

茯苓杏仁甘草汤方

茯苓三两　杏仁五十个　甘草一两

上三味,以水一斗,煮取五升,温服一升,日三服。不差更服。

橘枳姜汤方

橘皮一斤　枳实三两　生姜半斤

上三味，以水五升，煮取二升，分温再服。《肘后》《千金》云：治胸中愊愊如满，噎塞习习如痒，喉中涩燥，唾沫。

胸痹缓急者，薏苡附子散主之。（7）

薏苡附子散方

薏苡仁十五两　大附子十枚，炮

上二味，杵为散，服方寸匕，日三服。

心中痞，诸逆，心悬痛，桂枝生姜枳实汤主之。（8）

桂枝生姜枳实汤方

桂枝　生姜各三两　枳实五枚

上三味，以水六升，煮取三升，分温三服。

心痛彻背，背痛彻心，乌头赤石脂丸主之。（9）

乌头赤石脂丸方

蜀椒一两，一法二分　乌头一分，炮　附子半两，炮，一法一分　干姜一两，一法一分　赤石脂一两，一法二分

上五味，末之，蜜丸如梧子大，先食服一丸，日三服。不知，稍加服。

九痛丸：治九种心痛

附子三两，炮　生狼牙一两，炙香　巴豆一两，去皮心，熬，研如脂　人参　干姜　吴茱萸各一两

上六味，末之，炼蜜丸如桐子大，酒下。强人初服三丸，日三服；弱者二丸。兼治卒中恶，腹胀痛，口不能言；又治连年积冷，流注心胸痛，并冷冲上

气，落马坠车血疾等，皆主之。忌口如常法。

腹满寒疝宿食病脉证治第十

趺阳脉微弦，法当腹满，不满者必便难，两胠疼痛，此虚寒从下上也，当以温药服之。（1）

病者腹满，按之不痛为虚，痛者为实，可下之。舌黄未下者，下之黄自去。（2）

腹满时减，复如故，此为寒，当与温药。（3）

病腹满，发热十日，脉浮而数，饮食如故，厚朴七物汤主之。（9）

厚朴七物汤方

厚朴半斤　甘草　大黄各三两　大枣十枚　枳实五枚　桂枝二两　生姜五两

上七味，以水一斗，煮取四升，温服八合，日三服。呕者加半夏五合；下利去大黄；寒多者加生姜至半斤。

腹中寒气，雷鸣切痛，胸胁逆满，呕吐，附子粳米汤主之。（10）

附子粳米汤方

附子一枚，炮　半夏半升　甘草一两　大枣十枚　粳米半升

上五味，以水八升，煮米熟，汤成，去滓，温服一升，日三服。

痛而闭者，厚朴三物汤主之。（11）

厚朴三物汤方

厚朴八两　大黄四两　枳实五枚

上三味，以水一斗二升，先煮二味，取五升，内大黄，煮取三升，温服一升，以利为度。

按之心下满痛者，此为实也，当下之，宜大柴胡汤。（12）

大柴胡汤方

柴胡半斤　黄芩三两　芍药三两　半夏半升，洗　枳实四枚，炙　大黄二两　大枣十二枚　生姜五两

上八味，以水一斗二升，煮取六升，去滓，再煎，温服一升，日三服。

腹满不减，减不足言，当须下之，宜大承气汤。（13）

心胸中大寒痛，呕不能饮食，腹中寒，上冲皮起，出见有头足，上下痛而不可触近，大建中汤主之。（14）

大建中汤方

蜀椒二合，去汗　干姜四两　人参二两

上三味，以水四升，煮取二升，去滓，内胶饴一升，微火煎取一升半，分温再服；如一炊顷，可饮粥二升，后更服，当一日食糜，温覆之。

胁下偏痛，发热，其脉紧弦，此寒也，以温药下之，宜大黄附子汤。（15）

大黄附子汤方

大黄三两　附子三枚，炮　细辛二两

上三味，以水五升，煮取二升，分温三服；若强人煮取二升半，分温三服，服后如人行四五里，进一服。

寒气厥逆,赤丸主之。(16)

赤丸方

茯苓四两　乌头二两,炮　半夏四两,洗,一方用桂　细辛一两《千金》作人参

上四味,末之,内真朱为色,炼蜜丸如麻子大,先食酒饮下三丸,日再夜一服;不知,稍增之,以知为度。

腹痛,脉弦而紧,弦则卫气不行,即恶寒,紧则不欲食,邪正相搏,即为寒疝。绕脐痛,若发则白汗出,手足厥冷,其脉沉弦者,大乌头煎主之。(17)

大乌头煎方

乌头大者五枚,熬,去皮,不㕮咀

上以水三升,煮取一升,去滓,内蜜二升,煎令水气尽,取二升,强人服七合,弱人服五合。不差,明日更服,不可一日再服。

寒疝腹中痛,及胁痛里急者,当归生姜羊肉汤主之。(18)

当归生姜羊肉汤方

当归三两　生姜五两　羊肉一斤

上三味,以水八升,煮取三升,温服七合,日三服。若寒多者,加生姜成一斤;痛多而呕者,加橘皮二两,白术一两。加生姜者,亦加水五升,煮取三升二合,服之。

寒疝腹中痛,逆冷,手足不仁,若身疼痛,灸刺诸药不能治,抵当乌头桂枝汤主之。(19)

乌头桂枝汤方

乌头

上一味，以蜜二斤，煎减半，去滓，以桂枝汤五合解之，得一升后，初服二合，不知，即服三合；又不知，复加之五合。其知者，如醉状，得吐者，为中病。

桂枝汤方

桂枝三两，去皮　芍药三两　甘草二两，炙　生姜三两　大枣十二枚

上五味，剉，以水七升，微火煮取三升，去滓。

《外台》乌头汤：治寒疝腹中绞痛，赋风入攻五脏，拘急不得转侧，发作有时，使人阴缩，手足厥逆。方见上。

《外台》柴胡桂枝汤方：治心腹卒中痛者。

柴胡四两　黄芩　人参　芍药　桂枝　生姜各一两半　甘草一两　半夏二合半　大枣六枚

上九味，以水六升，煮取三升，温服一升，日三服。

《外台》走马汤：治中恶心痛腹胀，大便不通。

杏仁二枚　巴豆二枚，去皮心，熬

上二味，以绵缠，捶令碎，热汤二合，捻取白汁，饮之，当下。老小量之。通治飞尸鬼击病。

脉数而滑者，实也，此有宿食，下之愈，宜大承气汤。（22）

下利不欲食者，有宿食也，当下之，宜大承气汤。（23）

宿食在上脘，当吐之，宜瓜蒂散。（24）

瓜蒂散方

瓜蒂一分，熬黄　赤小豆一分，煮

上二味，杵为散，以香豉七合煮取汁，和散一钱匕，温服之，不吐者，少加之，以快吐为度而止。亡血及虚者不可与之。

脉紧如转索无常者，有宿食也。（25）

五脏风寒积聚病脉证并治第十一

肝着，其人常欲蹈其胸上，先未苦时，但欲饮热，旋覆花汤主之。臣亿等校诸本旋覆花汤方，皆同。（7）

旋覆花汤方

旋覆花三两　葱十四茎　新绛少许

上三味，以水三升，煮取一升，顿服之。

肾着之病，其人身体重，腰中冷，如坐水中，形如水状，反不渴，小便自利，饮食如故，病属下焦，身劳汗出，衣一作表里冷湿，久久得之，腰以下冷痛，腹重如带五千钱，甘姜苓术汤主之。（16）

甘草干姜茯苓白术汤方

甘草　白术各二两　干姜　茯苓各四两

上四味，以水五升，煮取三升，分温三服，腰中即温。

师曰：热在上焦者，因咳为肺痿；热在中焦者，则为坚；热在下焦者，则尿血，亦令淋秘不通。大肠有寒者，多鹜溏；有热者，便肠垢。小肠有寒者，其人下重便血，有热者，必痔。（19）

问曰：病有积、有聚、有䅽气，何谓也？师曰：

积者,脏病也,终不移;聚者,腑病也,发作有时,展转痛移,为可治;槃气者,胁下痛,按之则愈,复发为槃气。(20)

痰饮咳嗽病脉证并治第十二

问曰:夫饮有四,何谓也?师曰:有痰饮,有悬饮,有溢饮,有支饮。(1)

问曰:四饮何以为异?师曰:其人素盛今瘦,水走肠间,沥沥有声,谓之痰饮。饮后水流在胁下,咳唾引痛,谓之悬饮。饮水流行,归于四肢,当汗出而不汗出,身体疼重,谓之溢饮。咳逆倚息,短气不得卧,其形如肿,谓之支饮。(2)

夫心下有留饮,其人背寒冷如手大。(8)

留饮者,胁下痛引缺盆,咳嗽则辄已。一作转甚。(9)

胸中有留饮,其人短气而渴,四肢历节痛。脉沉者,有留饮。(10)

膈上病痰,满喘咳吐,发则寒热,背痛腰疼,目泣自出,其人振振身瞤剧,必有伏饮。(11)

夫病人饮水多,必暴喘满。凡食少饮多,水停心下。甚者则悸,微者短气。脉双弦者寒也,皆大下后善虚。脉偏弦者,饮也。(12)

病痰饮者,当以温药和之。(15)

心下有痰饮,胸胁支满,目眩,苓桂术甘汤主之。(16)

茯苓桂枝白术甘草汤方

茯苓四两　桂枝　白术各三两　甘草二两

上四味，以水六升，煮取三升，分温三服，小便则利。

夫短气有微饮，当从小便去之，苓桂术甘汤主之；肾气丸亦主之。（17）

病者脉伏，其人欲自利，利反快，虽利，心下续坚满，此为留饮欲去故也，甘遂半夏汤主之。（18）

甘遂半夏汤方

甘遂大者，三枚　半夏十二枚，以水一升，煮取半升，去滓　芍药五枚　甘草如指大一枚，炙一本作无

上四味，以水二升，煮取半升，去滓，以蜜半升，和药汁煎取八合，顿服之。

脉沉而弦者，悬饮内痛。（21）

病悬饮者，十枣汤主之。（22）

十枣汤方

芫花熬　甘遂　大戟各等分

上三味，捣筛，以水一升五合，先煮肥大枣十枚，取八合，去滓，内药末。强人服一钱匕，羸人服半钱，平旦温服之；不下者，明日更加半钱。得快下后，糜粥自养。

病溢饮者，当发其汗，大青龙汤主之；小青龙汤亦主之。（23）

大青龙汤方

麻黄六两，去节　桂枝二两，去皮　甘草二两，

炙　杏仁四十个，去皮尖　生姜三两，切　大枣十二枚　石膏如鸡子大，碎

上七味，以水九升，先煮麻黄，减二升，去上沫，内诸药，煮取三升，去滓，温服一升，取微似汗。汗多者，温粉粉之。

小青龙汤方

麻黄去节，三两　芍药三两　五味子半升　干姜三两　甘草三两，炙　细辛三两　桂枝三两，去皮　半夏半升，汤洗

上八味，以水一斗，先煮麻黄，减二升，去上沫，内诸药，煮取三升，去滓，温服一升。

膈间支饮，其人喘满，心下痞坚，面色黧黑，其脉沉紧，得之数十日，医吐下之不愈，木防己汤主之。虚者即愈，实者三日复发，复与不愈者，宜木防己汤去石膏加茯苓芒硝汤主之。（24）

木防己汤方

木防己三两　石膏十二枚，如鸡子大　桂枝二两　人参四两

上四味，以水六升，煮取二升，分温再服。

木防己去石膏加茯苓芒硝汤方

木防己　桂枝各二两　人参　茯苓各四两　芒硝三合

上五味，以水六升，煮取二升，去滓，内芒硝，再微煎。分温再服，微利则愈。

心下有支饮，其人苦冒眩，泽泻汤主之。（25）

泽泻汤方

泽泻五两　白术二两

上二味，以水二升，煮取一升，分温再服。

支饮胸满者，厚朴大黄汤主之。（26）

厚朴大黄汤方

厚朴一尺　大黄六两　枳实四枚

上三味，以水五升，煮取二升，分温再服。

支饮不得息，葶苈大枣泻肺汤主之。方见肺痈中。（27）

呕家本渴，渴者为欲解；今反不渴，心下有支饮故也，小半夏汤主之。《千金》云：小半夏加茯苓汤。（28）

小半夏汤方

半夏一升　生姜半斤

上二味，以水七升，煮取一升半，分温再服。

腹满，口舌干燥，此肠间有水气，己椒苈黄丸主之。（29）

防己椒目葶苈大黄丸方

防己　椒目　葶苈熬　大黄各一两

上四味，末之，蜜丸如梧子大。先食饮服一丸，日三服，稍增，口中有津液。渴者，加芒硝半两。

卒呕吐，心下痞，膈间有水，眩悸者，小半夏加茯苓汤主之。（30）

小半夏加茯苓汤方

半夏一升　生姜半斤　茯苓三两一法四两

上三味，以水七升，煮取一升五合，分温再服。

假令瘦人，脐下有悸，吐涎沫而癫眩，此水也，

五苓散主之。（31）

五苓散方

泽泻一两一分　猪苓三分，去皮　茯苓三分
白术三分　桂枝二分，去皮

上五味，为末。白饮服方寸匕，日三服，多饮暖水，汗出愈。

《外台》茯苓饮：治心胸中有停痰宿水，自吐出水后，心胸间虚，气满不能食，消痰气，令能食。

茯苓　人参　白术各三两　枳实二两　橘皮二两半　生姜四两

上六味，水六升，煮取一升八合，分温三服，如人行八九里，进之。

咳逆，倚息不得卧，小青龙汤主之。（35）

青龙汤下已，多唾口燥，寸脉沉，尺脉微，手足厥逆，气从小腹上冲胸咽，手足痹，其面翕热如醉状，因复下流阴股，小便难，时复冒者，与茯苓桂枝五味甘草汤，治其气冲。（36）

桂苓五味甘草汤方

茯苓四两　桂枝四两，去皮　甘草炙，三两
五味子半升

上四味，以水八升，煮取三升，去滓，分温三服。

冲气即低，而反更咳，胸满者，用桂苓五味甘草汤，去桂加干姜、细辛，以治其咳满。（37）

苓甘五味姜辛汤方

茯苓四两　甘草　干姜　细辛各三两　五味子
半升

上五味，以水八升，煮取三升，去滓。温服半升，日三服。

咳满即止，而更复渴，冲气复发者，以细辛、干姜为热药也。服之当遂渴，而渴反止者，为支饮也。支饮者，法当冒，冒者必呕，呕者复内半夏，以去其水。（38）

桂苓五味甘草去桂加干姜细辛半夏汤方

茯苓四两　甘草　细辛　干姜各二两　五味子半夏各半升

上六味，以水八升，煮取三升，去滓。温服半升，日三服。

水去呕止，其人形肿者，加杏仁主之。其证应内麻黄，以其人遂痹，故不内之。若逆而内之者，必厥。所以然者，以其人血虚，麻黄发其阳故也。（39）

苓甘五味加姜辛半夏杏仁汤方

茯苓四两　甘草三两　五味子半升　干姜三两细辛三两　半夏半升　杏仁半升，去皮尖

上七味，以水一斗，煮取三升，去滓，温服半升，日三服。

若面热如醉，此为胃热上冲，熏其面，加大黄以利之。（40）

苓甘五味加姜辛半杏大黄汤方

茯苓四两　甘草三两　五味子半升　干姜三两细辛三两　半夏半升　杏仁半升　大黄三两

上八味，以水一斗，煮取三升，去滓。温服半升，日三服。

消渴小便不利淋病脉证并治第十三

厥阴之为病，消渴，气上冲心，心中疼热，饥而不欲食，食即吐，下之不肯止。(1)

寸口脉浮而迟，浮即为虚，迟即为劳；虚则卫气不足，劳则营气竭。趺阳脉浮而数，浮即为气，数即消谷而大坚一作紧；气盛则溲数，溲数即坚，坚数相搏，即为消渴。(2)

男子消渴，小便反多，以饮一斗，小便一斗，肾气丸主之。方见脚气中。(3)

脉浮，小便不利，微热，消渴者，宜利小便，发汗，五苓散主之。(4)

渴欲饮水，水入则吐者，名曰水逆，五苓散主之。方见上。(5)

渴欲饮水不止者，文蛤散主之。(6)

文蛤散方

文蛤五两

上一味，杵为散，以沸汤五合，和服方寸匕。

淋之为病，小便如粟状，小腹弦急，痛引脐中。(7)

小便不利者，有水气，其人若渴，用栝楼瞿麦丸主之。(10)

栝楼瞿麦丸方

栝楼根二两　　茯苓　薯蓣各三两　附子一枚，炮　瞿麦一两

上五味，末之，炼蜜丸梧子大。饮服三丸，日三

服，不知，增至七八丸，以小便利，腹中温为知。

小便不利，蒲灰散主之；滑石白鱼散、茯苓戎盐汤并主之。（11）

蒲灰散方

蒲灰七分　滑石三分

上二味，杵为散，饮服方寸匕，日三服。

滑石白鱼散方

滑石二分　乱发二分，烧　白鱼二分

上三味，杵为散，饮服方寸匕，日三服。

茯苓戎盐汤方

茯苓半斤　白术二两　戎盐弹丸大，一枚

上三味，先将茯苓、白术煎成，入戎盐，再煎，分温三服。

渴欲饮水，口干舌燥者，白虎加人参汤主之。方见中暍中。（12）

水气病脉证并治第十四

师曰：病有风水、有皮水、有正水、有石水、有黄汗。风水，其脉自浮，外证骨节疼痛，恶风；皮水，其脉亦浮，外证胕肿，按之没指，不恶风，其腹如鼓，不渴，当发其汗；正水，其脉沉迟，外证自喘；石水，其脉自沉，外证腹满不喘；黄汗，其脉沉迟，身发热，胸满，四肢头面肿，久不愈，必致痈脓。（1）

寸口脉沉滑者，中有水气，面目肿大，有热，名曰风水。视人之目窠上微拥，如蚕新卧起状，其颈脉动，时时咳，按其手足上，陷而不起者，风水。（3）

太阳病，脉浮而紧，法当骨节疼痛，反不疼，身体反重而酸，其人不渴，汗出即愈，此为风水。恶寒者，此为极虚，发汗得之。渴而不恶寒者，此为皮水。身肿而冷，状如周痹，胸中窒，不能食，反聚痛，暮躁不得眠，此为黄汗，痛在骨节。咳而喘，不渴者，此为肺胀，其状如肿，发汗即愈。然诸病此者，渴而下利，小便数者，皆不可发汗。（4）

里水者，一身面目黄肿，其脉沉，小便不利，故令病水。假如小便自利，此亡津液，故令渴也。越婢加术汤主之。方见下。（5）

脉得诸沉，当责有水，身体肿重。水病脉出者死。（10）

夫水病人，目下有卧蚕，面目鲜泽，脉伏，其人消渴。病水腹大，小便不利，其脉沉绝者，有水，可下之。（11）

师曰：诸有水者，腰以下肿，当利小便；腰以上肿，当发汗乃愈。（18）

师曰：寸口脉沉而迟，沉则为水，迟则为寒，寒水相搏。趺阳脉伏，水谷不化，脾气衰则鹜溏，胃气衰则身肿。少阳脉卑，少阴脉细，男子则小便不利，妇人则经水不通。经为血，血不利则为水，名曰血分。（19）

问曰：病有血分，水分，何也？师曰：经水前断，后病水，名曰血分，此病难治；先病水，后经水断，名曰水分，此病易治。何以故？去水，其经自下。（20）

风水，脉浮身重，汗出恶风者，防己黄芪汤主

之。腹痛加芍药。（22）

风水恶风，一身悉肿，脉浮不渴，续自汗出，无大热，越婢汤主之。（23）

越婢汤方

麻黄六两　石膏半斤　生姜三两　大枣十五枚
甘草二两

上五味，以水六升，先煮麻黄，去上沫，内诸药，煮取三升，分温三服。恶风者加附子一枚，炮；风水加术四两《古今录验》。

皮水为病，四肢肿，水气在皮肤中，四肢聂聂（zhé）动者，防己茯苓汤主之。（24）

防己茯苓汤方

防己三两　黄芪三两　桂枝三两　茯苓六两
甘草二两

上五味，以水六升，煮取二升，分温三服。

里水，越婢加术汤主之；甘草麻黄汤亦主之。（25）

甘草麻黄汤方

甘草二两　麻黄四两

上二味，以水五升，先煮麻黄，去上沫，内甘草，煮取三升。温服一升，重覆汗出，不汗，再服。慎风寒。

水之为病，其脉沉小，属少阴；浮者为风；无水虚胀者为气；水，发其汗即已。脉沉者，宜麻黄附子汤；浮者，宜杏子汤。（26）

麻黄附子汤方

麻黄三两　甘草二两　附子一枚，炮

上三味，以水七升，先煮麻黄，去上沫，内诸药，煮取二升半。温服八分，日三服。

厥而皮水者，蒲灰散主之。（27）

问曰：黄汗之为病，身体肿一作重，发热汗出而渴，状如风水，汗沾衣，色正黄如柏汁，脉自沉，何从得之？师曰：以汗出入水中浴，水从汗孔入得之，宜芪芍桂酒汤主之。（28）

黄芪芍药桂枝苦酒汤方

黄芪五两　芍药三两　桂枝三两

上三味，以苦酒一升，水七升，相和，煮取三升，温服一升，当心烦，服至六七日乃解。若心烦不止者，以苦酒阻故也一方用美酒醯代苦酒。

黄汗之病，两胫自冷；假令发热，此属历节。食已汗出，又身常暮盗汗出者，此劳气也。若汗出已反发热者，久久其身必甲错；发热不止者，必生恶疮。若身重，汗出已辄轻者，久久必身瞤，瞤即胸中痛，又从腰以上必汗出，下无汗，腰髋弛痛，如有物在皮中状，剧者不能食，身疼重，烦躁，小便不利，此为黄汗，桂枝加黄芪汤主之。（29）

桂枝加黄芪汤方

桂枝　芍药各三两　甘草二两　生姜三两　大枣十二枚　黄芪二两

上六味，以水八升，煮取三升。温服一升，须臾饮热稀粥一升余，以助药力，温服取微汗；若不汗，更服。

阴阳相得，其气乃行，大气一转，其气乃散。实

则失气，虚则遗尿，名曰气分。（30）

气分，心下坚大如盘，边如旋杯，水饮所作。桂枝去芍药加麻辛附子汤主之。（31）

桂枝去芍药加麻黄细辛附子汤方

桂枝三两　生姜三两　甘草二两　大枣十二枚　麻黄　细辛各二两　附子一枚，炮

上七味，以水七升，煮麻黄，去上沫，内诸药，煮取二升。分温三服，当汗出，如虫行皮中，即愈。

心下坚大如盘，边如旋盘，水饮所作，枳术汤主之。（32）

枳术汤方

枳实七枚　白术二两

上二味，以水五升，煮取三升，分温三服，腹中软，即当散也。

《外台》防己黄芪汤：治风水，脉浮为在表，其人或头汗出，表无他病，病者但下重，从腰以上为和，腰以下当肿及阴，难以屈伸方见风湿中。

黄疸病脉证并治第十五

寸口脉浮而缓，浮则为风，缓则为痹。痹非中风，四肢苦烦，脾色必黄，瘀热以行。（1）

趺阳脉紧而数，数则为热，热则消谷，紧则为寒，食即为满。尺脉浮为伤肾，趺阳脉紧为伤脾。风寒相搏，食谷即眩，谷气不消，胃中苦浊，浊气下流，小便不通，阴被其寒，热流膀胱，身体尽黄，名曰谷疸。

额上黑,微汗出,手足中热,薄暮即发,膀胱急,小便自利,名曰女劳疸;腹如水状不治。

心中懊憹而热,不能食,时欲吐,名曰酒疸。(2)

夫病酒黄疸,必小便不利,其候心中热,足下热,是其证也。(4)

酒黄疸者,或无热,靖言了了,腹满欲吐,鼻燥。其脉浮者,先吐之;沉弦者,先下之。(5)

酒疸,心中热,欲呕者,吐之愈。(6)

酒疸下之,久久为黑疸,目青面黑,心中如噉蒜齑状,大便正黑,皮肤爪之不仁,其脉浮弱,虽黑微黄,故知之。(7)

脉沉,渴欲饮水,小便不利者,皆发黄。(9)

谷疸之为病,寒热不食,食即头眩,心胸不安,久久发黄,为谷疸,茵陈蒿汤主之。(13)

茵陈蒿汤方

茵陈蒿六两　栀子十四枚　大黄二两

上三味,以水一斗,先煮茵陈,减六升,内二味,煮取三升,去滓,分温三服。小便当利,尿如皂角汁状,色正赤,一宿腹减,黄从小便去也。

黄家日晡所发热,而反恶寒,此为女劳得之。膀胱急,少腹满,身尽黄,额上黑,足下热,因作黑疸。其腹胀如水状,大便必黑,时溏,此女劳之病,非水也。腹满者难治。硝石矾石散主之。(14)

硝石矾石散方

硝石　矾石烧,等分

上二味,为散。以大麦粥汁,和服方寸匕,日三

147

服,病随大小便去,小便正黄,大便正黑,是候也。

酒黄疸,心中懊侬,或热痛,栀子大黄汤主之。(15)

栀子大黄汤方

栀子十四枚　大黄一两　枳实五枚　豉一升

上四味,以水六升,煮取二升,分温三服。

诸病黄家,但利其小便;假令脉浮,当以汗解之,宜桂枝加黄芪汤主之。(16)

诸黄,猪膏发煎主之。(17)

猪膏发煎方

猪膏半斤　乱发如鸡子大三枚

上二味,和膏中煎之,发消药成。分再服,病从小便出。

黄疸病,茵陈五苓散主之一本云茵陈汤及五苓散并主之。(18)

茵陈五苓散方

茵陈蒿末十分　五苓散五分

上二物和,先食饮方寸匕,日三服。

黄疸腹满,小便不利而赤,自汗出,此为表和里实,当下之,宜大黄硝石汤。(19)

大黄硝石汤方

大黄　黄柏　硝石各四两　栀子十五枚

上四味,以水六升,煮取二升,去滓,内硝,更煮取一升,顿服。

黄疸病,小便色不变,欲自利,腹满而喘,不可除热,热除必哕。哕者,小半夏汤主之方见痰饮中。(20)

诸黄，腹痛而呕者，宜柴胡汤。（21）

男子黄，小便自利，当与虚劳小建中汤。（22）

《千金》麻黄醇酒汤：治黄疸。

麻黄三两

上一味，以美清酒五升，煮取二升半，顿服尽。冬月用酒，春月用水煮之。

惊悸吐衄下血胸满瘀血病脉证治第十六

病人胸满，唇痿舌青，口燥，但欲漱水不欲咽，无寒热，脉微大来迟，腹不满，其人言我满，为有瘀血。（10）

病者如热状，烦满，口干燥而渴，其脉反无热，此为阴伏，是瘀血也，当下之。（11）

心下悸者，半夏麻黄丸主之。（13）

半夏麻黄丸方

半夏 麻黄等分

上二味，末之，炼蜜和丸，小豆大，饮服三丸，日三服。

吐血不止者，柏叶汤主之。（14）

柏叶汤方

柏叶 干姜各三两 艾三把

上三味，以水五升，取马通汁一升，合煮，取一升，分温再服。

下血，先便后血，此远血也，黄土汤主之。（15）

黄土汤方亦主吐血、衄血

甘草 干地黄 白术 附子炮 阿胶 黄芩各

三两　灶中黄土半斤

上七味，以水八升，煮取三升，分温二服。

下血，先血后便，此近血也，赤小豆当归散主之方见狐惑中。（16）

心气不足，吐血，衄血，泻心汤主之。（17）

泻心汤方

大黄二两　黄连　黄芩各一两

上三味，以水三升，煮取一升，顿服之。

呕吐哕下利病脉证治第十七

夫呕家有痈脓，不可治呕，脓尽自愈。（1）

先呕却渴者，此为欲解。先渴却呕者，为水停心下，此属饮家。呕家本渴，今反不渴者，以心下有支饮故也，此属支饮。（2）

趺阳脉浮而涩，浮则为虚，涩则伤脾，脾伤则不磨，朝食暮吐，暮食朝吐，宿谷不化，名曰胃反。脉紧而涩，其病难治。（5）

病人欲吐者，不可下之。（6）

呕而胸满者，茱萸汤主之。（8）

茱萸汤方

吴茱萸一升　人参三两　生姜六两　大枣十二枚

上四味，以水五升，煮取三升。温服七合，日三服。

干呕，吐涎沫，头痛者，茱萸汤主之方见上。（9）

呕而肠鸣，心下痞者，半夏泻心汤主之。（10）

半夏泻心汤方

半夏半升，洗　黄芩　干姜　人参各三两　黄连一两　大枣十二枚　甘草三两，炙

上七味，以水一斗，煮取六升，去滓，再煮，取三升，温服一升，日三服。

诸呕吐，谷不得下者，小半夏汤主之。（12）

呕吐而病在膈上，后思水者，解，急与之。思水者，猪苓散主之。（13）

猪苓散方

猪苓　茯苓　白术各等分

上三味，杵为散，饮服方寸匕，日三服。

胃反呕吐者，大半夏汤主之。《千金》云：治胃反不受食，食入即吐。《外台》云：治呕心下痞鞕者。（16）

大半夏汤方

半夏二升，洗完用　人参三两　白蜜一升

上三味，以水一斗二升，和蜜扬之二百四十遍，煮药取升半，温服一升，余分再服。

食已即吐者，大黄甘草汤主之《外台》方，又治吐水。（17）

大黄甘草汤方

大黄四两　甘草一两

上二味，以水三升，煮取一升，分温再服。

胃反，吐而渴欲饮水者，茯苓泽泻汤主之。（18）

茯苓泽泻汤方

茯苓半斤　泽泻四两　甘草二两　桂枝二两　白术三两　生姜四两

上六味，以水一斗，煮取三升，内泽泻，再煮取二升半，温服八合，日三服。

吐后，渴欲得水而贪饮者，文蛤汤主之。兼主微风，脉紧，头痛。（19）

文蛤汤方

文蛤五两　麻黄　甘草　生姜各三两　石膏五两　杏仁五十枚　大枣十二枚

上七味，以水六升，煮取二升，温服一升，汗出即愈。

干呕吐逆，吐涎沫，半夏干姜散主之。（20）

半夏干姜散方

半夏　干姜各等分

上二味，杵为散，取方寸匕，浆水一升半，煎取七合，顿服之。

病人胸中似喘不喘，似呕不呕，似哕不哕，彻心中愦愦然无奈者，生姜半夏汤主之。（21）

生姜半夏汤方

半夏半斤　生姜汁一升

上二味，以水三升，煮半夏，取二升，内生姜汁，煮取一升半，小冷，分四服。日三夜一服。止，停后服。

干呕，哕，若手足厥者，橘皮汤主之。（22）

橘皮汤方

橘皮四两　生姜半斤

上二味，以水七升，煮取三升。温服一升，下咽即愈。

哕逆者,橘皮竹茹汤主之。(23)

橘皮竹茹汤方

橘皮二升　竹茹二升　大枣三十枚　人参一两
生姜半斤　甘草五两

上六味,以水一斗,煮取三升,温服一升,日
三服。

下利气者,当利其小便。(31)

下利,腹胀满,身体疼痛者,先温其里,乃攻其
表。温里宜四逆汤,攻表宜桂枝汤。(36)

四逆汤方:方见上。

桂枝汤方

桂枝三两,去皮　芍药三两　甘草二两,炙
生姜三两　大枣十二枚

上五味,咬咀,以水七升,微火煮取三升,去滓,
适寒温,服一升。服已,须臾啜稀粥一升,以助药
力,温覆,令一时许。遍身𣲯𣲯,微似有汗者,益佳,
不可令如水淋漓。若一服汗出病差,停后服。

下利,三部脉皆平,按之心下坚者,急下之,宜
大承气汤。(37)

下利便脓血者,桃花汤主之。(42)

桃花汤方

赤石脂一斤,一半剉,一半筛末　干姜一两
粳米一升

上三味,以水七升,煮米令熟,去滓,温七合,内
赤石脂末方寸匕,日三服。若一服愈,余勿服。

热利下重者,白头翁汤主之。(43)

白头翁汤方

白头翁二两　黄连　黄柏　秦皮各三两

上四味，以水七升，煮取二升，去滓，温服一升，不愈更服。

下利肺痛，紫参汤主之。（46）

紫参汤方

紫参半斤　甘草三两

上二味，以水五升，先煮紫参，取二升，内甘草，煮取一升半，分温三服。疑非仲景方。

气利，诃梨勒散主之。（47）

诃梨勒散方

诃梨勒十枚，煨

上一味，为散，粥饮和，顿服。

《千金翼》小承气汤：治大便不通，哕数谵语。

《外台》黄芩汤：治干呕下利。

黄芩三两　人参三两　干姜三两　桂枝一两大枣十二枚　半夏半升

上六味，以水七升，煮取三升，温分三服。

疮痈肠痈浸淫病脉证并治第十八

诸浮数脉，应当发热，而反洒淅恶寒，若有痛处，当发其痈。（1）

师曰：诸痈肿，欲知有脓无脓，以手掩肿上，热者为有脓，不热者为无脓。（2）

肠痈之为病，其身甲错，腹皮急，按之濡，如肿状，腹无积聚，身无热，脉数，此为腹内有痈脓，薏苡

附子败酱散主之。（3）

薏苡附子败酱散方

薏苡仁十分　附子二分　败酱五分

上三味，杵为末，取方寸匕，以水二升，煎减半，顿服。小便当下。

肠痈者，少腹肿痞，按之即痛如淋，小便自调，时时发热，自汗出，复恶寒。其脉迟紧者，脓未成，可下之，当有血。脉洪数者，脓已成，不可下也。大黄牡丹汤主之。（4）

大黄牡丹汤方

大黄四两　牡丹一两　桃仁五十个　瓜子半升
芒硝三合

上五味，以水六升，煮取一升，去滓，内芒硝，再煎沸。顿服之，有脓当下，如无脓，当下血。

病金疮，王不留行散主之。（6）

王不留行散方

王不留行十分，八月八日采　蒴藋细叶十分，七月七日采　桑东南根白皮十分，三月三日采　甘草十八分　川椒三分，除目及闭口者，去汗　黄芩二分　干姜二分　芍药二分　厚朴二分

上九味，桑根皮以上三味烧灰存性，勿令灰过；各别杵筛，合治之为散，服方寸匕。小疮即粉之，大疮但服之，产后亦可服。如风寒，桑东根勿取之。前三物皆阴干百日。

排脓散方

枳实十六枚　芍药六分　桔梗二分

上三味,杵为散,取鸡子黄一枚,以药散与鸡黄相等,揉和令相得,饮和服之,日一服。

排脓汤方

甘草二两　桔梗三两　生姜一两　大枣十枚

上四味,以水三升,煮取一升,温服五合,日再服。

浸淫疮,从口流向四肢者可治;从四肢流来入口者,不可治。(7)

浸淫疮,黄连粉主之。方未见。(8)

趺蹶手指臂肿转筋阴狐疝蛔虫病脉证治第十九

阴狐疝气者,偏有小大,时时上下,蜘蛛散主之。(4)

蜘蛛散方

蜘蛛十四枚,熬焦　桂枝半两

上二味为散,取八分一匕,饮和服,日再服,蜜丸亦可。

蛔虫之为病,令人吐涎,心痛,发作有时。毒药不止,甘草粉蜜汤主之。(6)

甘草粉蜜汤方

甘草二两　粉一两　蜜四两

上三味,以水三升,先煮甘草,取二升,去滓,内粉蜜,搅令和,煎如薄粥,温服一升,差即止。

妇人妊娠病脉证并治第二十

师曰:妇人得平脉,阴脉小弱,其人渴,不能

食，无寒热，名妊娠，桂枝汤主之。方见下利中。于法六十日当有此证，设有医治逆者，却一月，加吐下者，则绝之。（1）

妇人宿有癥病，经断未及三月，而得漏下不止，胎动在脐上者，为癥痼害。妊娠六月动者，前三月经水利时，胎也。下血者，后断三月，衃也。所以血不止者，其癥不去故也，当下其癥，桂枝茯苓丸主之。（2）

桂枝茯苓丸方

桂枝　茯苓　牡丹去心　桃仁去皮尖，熬　芍药各等分

上五味，末之，炼蜜和丸，如兔屎大，每日食前服一丸。不知，加至三丸。

妇人怀娠六七月，脉弦发热，其胎愈胀，腹痛恶寒者，少腹如扇，所以然者，子脏开故也，当以附子汤温其脏。方未见。（3）

师曰：妇人有漏下者，有半产后因续下血都不绝者，有妊娠下血者，假令妊娠腹中痛，为胞阻，胶艾汤主之。（4）

芎归胶艾汤方（一方加干姜一两。胡洽治妇人胞动无干姜。）

芎䓖　阿胶　甘草各二两　艾叶　当归各三两芍药四两　干地黄四两

上七味，以水五升，清酒三升，合煮，取三升，去滓，内胶，令消尽。温服一升，日三服，不差更作。

妇人怀娠，腹中疞痛，当归芍药散主之。（5）

当归芍药散方

当归三两　芍药一斤　茯苓四两　白术四两
泽泻半斤　芎䓖半斤，一作三两

上六味，杵为散，取方寸匕，酒和，日三服。

妊娠呕吐不止，干姜人参半夏丸主之。（6）

干姜人参半夏丸方

干姜　人参各一两　半夏二两

上三味，末之，以生姜汁糊为丸，如梧子大，饮
服十丸，日三服。

妊娠小便难，饮食如故，当归贝母苦参丸主之。
（7）

当归贝母苦参丸方（男子加滑石半两）

当归　贝母　苦参各四两

上三味，末之，炼蜜丸如小豆大。饮服三丸，加
至十丸。

妊娠有水气，身重，小便不利，洒淅恶寒，起即
头眩，葵子茯苓散主之。（8）

葵子茯苓散方

葵子一斤　茯苓三两

上二味，杵为散，饮服方寸匕，日三服，小便利
则愈。

妇人妊娠，宜常服当归散主之。（9）

当归散方

当归　黄芩　芍药　芎䓖各一斤　白术半斤

上五味，杵为散，酒饮服方寸匕，日再服。妊娠
常服即易产，胎无疾苦。产后百病悉主之。

妊娠养胎，白术散主之。（10）

白术散方见《外台》。

白术四分　芎䓖四分　蜀椒三分，去汗　牡蛎二分

上四味，杵为散，酒服一钱匕，日三服，夜一服。但苦痛，加芍药；心下毒痛，倍加芎䓖；心烦吐痛，不能食饮，加细辛一两，半夏大者二十枚。服之后，更以醋浆水服之。若呕，以醋浆水服之复不解者，小麦汁服之；已后渴者，大麦粥服之。病虽愈，服之勿置。

妇人产后病脉证治第二十一

问曰：新产妇人有三病，一者病痓，二者病郁冒，三者大便难，何谓也？师曰：新产血虚，多汗出，喜中风，故令病痓；亡血复汗，寒多，故令郁冒；亡津液，胃燥，故大便难。（1）

产后腹中疞痛，当归生姜羊肉汤主之；并治腹中寒疝，虚劳不足。（4）

产后腹痛，烦满不得卧，枳实芍药散主之。（5）

枳实芍药散方

枳实烧令黑，勿太过　芍药等分

上二味，杵为散，服方寸匕，日三服，并主痈脓，以麦粥下之。

师曰：产妇腹痛，法当以枳实芍药散，假令不愈者，此为腹中有干血着脐下，宜下瘀血汤主之。亦主经水不利。（6）

下瘀血汤方

大黄二两　桃仁二十枚　䗪虫二十枚，熬，去足

上三味，末之，炼蜜和为四丸，以酒一升，煎一丸，取八合。顿服之。新血下如豚肝。

产后七八日，无太阳证，少腹坚痛，此恶露不尽；不大便，烦躁发热，切脉微实，再倍发热，日晡时烦躁者，不食，食则谵语，至夜即愈，宜大承气汤主之。热在里，结在膀胱也。方见痉病中。（7）

产后风，续之数十日不解，头微痛，恶寒，时时有热，心下闷，干呕，汗出，虽久，阳旦证续在耳，可与阳旦汤（即桂枝汤）。方见下利中。（8）

产后中风发热，面正赤，喘而头痛，竹叶汤主之。（9）

竹叶汤方

竹叶一把　葛根三两　防风　桔梗　桂枝　人参　甘草各一两　附子一枚，炮　大枣十五枚　生姜五两

上十味，以水一斗，煮取二升半，分温三服，温覆使汗出。颈项强，用大附子一枚，破之如豆大，煎药扬去沫。呕者加半夏半升，洗。

妇人乳中虚，烦乱呕逆，安中益气，竹皮大丸主之。（10）

竹皮大丸方

生竹茹二分　石膏二分　桂枝一分　甘草七分白薇一分

上五味，末之，枣肉和丸，弹子大，以饮服一丸，

日三夜二服。有热者，倍白薇；烦喘者，加柏实一分。

产后下利虚极，白头翁加甘草阿胶汤主之。（11）

白头翁加甘草阿胶汤方

白头翁二两　黄连　柏皮　秦皮各三两　甘草二两　阿胶二两

上六味，以水七升，煮取二升半，内胶，令消尽，分温三服。

《千金》三物黄芩汤：治妇人在草蓐，自发露得风，四肢苦烦热。头痛者，与小柴胡汤；头不痛但烦者，此汤主之。

黄芩一两　苦参二两　干地黄四两

上三味，以水八升，煮取二升，温服一升，多吐下虫。

《千金》内补当归建中汤：治妇人产后虚羸不足，腹中刺痛不止，吸吸少气，或苦少腹中急摩痛引腰背，不能食饮；产后一月，日得服四五剂为善，令人强壮宜。

当归四两　桂枝三两　芍药六两　生姜三两甘草二两　大枣十二枚

上六味，以水一斗，煮取三升，分温三服，一日令尽。若大虚，加饴糖六两，汤成内之，于火上暖，令饴消。若去血过多，崩伤内衄不止，加地黄六两，阿胶二两，合八味，汤成内阿胶。若无当归，以芎䓖代之；若无生姜，以干姜代之。

妇人杂病脉证并治第二十二

妇人中风，七八日续来寒热，发作有时，经水适断，此为热入血室，其血必结，故使如疟状，发作有时，小柴胡汤主之。方见呕吐中。（1）

妇人咽中如有炙脔，半夏厚朴汤主之。（5）

半夏厚朴汤方

半夏一升　厚朴三两　茯苓四两　生姜五两
干苏叶二两

上五味，以水七升，煮取四升。分温四服，日三夜一服。

妇人脏躁，喜悲伤欲哭，象如神灵所作，数欠伸，甘麦大枣汤主之。（6）

甘草小麦大枣汤方

甘草三两　小麦一升　大枣十枚

上三味，以水六升，煮取三升，温分三服。亦补脾气。

妇人之病，因虚、积冷、结气，为诸经水断绝，至有历年，血寒积结，胞门寒伤，经络凝坚。（8）

问曰：妇人年五十所，病下利，数十日不止，暮即发热，少腹里急，腹满，手掌烦热，唇口干燥，何也？师曰：此病属带下。何以故？曾经半产，瘀血在少腹不去。何以知之？其证唇口干燥，故知之。当以温经汤主之。（9）

温经汤方

吴茱萸三两　当归　芎䓖　芍药各二两　人参

桂枝　阿胶　牡丹去心　生姜　甘草各二两　半夏半升　麦门冬一升，去心

上十二味，以水一斗，煮取三升，分温三服。亦主妇人少腹寒，久不受胎，兼取崩中去血，或月水来过多，及至期不来。

带下经水不利，少腹满痛，经一月再见者，土瓜根散主之。（10）

土瓜根散方：阴癫肿亦主之。

土瓜根　芍药　桂枝　䗪虫各三分

上四味，杵为散，酒服方寸匕，日三服。

寸口脉弦而大，弦则为减，大则为芤，减则为寒，芤则为虚，寒虚相搏，此名曰革，妇人则半产漏下，旋覆花汤主之。（11）

旋覆花汤方

旋覆花三两　葱十四茎　新绛少许

上三味，以水三升，煮取一升，顿服之。

妇人陷经，漏下黑不解，胶姜汤主之。臣亿等校诸本无胶姜汤方，想是前妊娠中胶艾汤。（12）

妇人少腹满如敦状，小便微难而不渴，生后者，此为水与血并结在血室也，大黄甘遂汤主之。（13）

大黄甘遂汤方

大黄四两　甘遂二两　阿胶二两

上三味，以水三升，煮取一升，顿服之，其血当下。

妇人经水不利下，抵当汤主之。亦治男子膀胱满急，有瘀血者。（14）

抵当汤方

水蛭三十个，熬　虻虫三十枚，熬，去翅足　桃仁二十个，去皮尖　大黄三两，酒浸

上四味，为末，以水五升，煮取三升，去滓，温服一升。

妇人经水闭不利，脏坚癖不止，中有干血，下白物，矾石丸主之。（15）

矾石丸方

矾石三分，烧　杏仁一分

上二味，末之，炼蜜和丸枣核大，内脏中，剧者再内之。

妇人六十二种风，及腹中血气刺痛，红蓝花酒主之（16）

红蓝花酒方疑非仲景方。

红蓝花一两

上一味，以酒一大升，煎减半，顿服一半，未止再服。

妇人腹中诸疾痛，当归芍药散主之。（17）

妇人腹中痛，小建中汤主之。（18）

问曰：妇人病，饮食如故，烦热不得卧而反倚息者，何也？师曰：此名转胞，不得溺也，以胞系了戾，故致此病，但利小便则愈，宜肾气丸主之。（19）

肾气丸方

干地黄八两　薯蓣四两　山茱萸四两　泽泻三两　茯苓三两　牡丹皮三两　桂枝　附子炮，各一两

上八味，末之，炼蜜和丸梧子大，酒下十五丸，

加至二十五丸，日再服。

蛇床子散方，温阴中坐药。（20）

蛇床子散方

蛇床子仁

上一味，末之，以白粉少许，和令相得，如枣大，绵裹内之，自然温。

少阴脉滑而数者，阴中即生疮，阴中蚀疮烂者，狼牙汤洗之。（21）

狼牙汤方

狼牙三两

上一味，以水四升，煮取半升，以绵缠箸如茧，浸汤沥阴中，日四遍。

胃气下泄，阴吹而正喧，此谷气之实也，膏发煎导之。（22）

温病学经典

《温热论》

温邪上受，首先犯肺，逆传心包。肺主气属卫，心主血属营，辨营卫气血虽与伤寒同，若论治法则与伤寒大异也。（1）

盖伤寒之邪留恋在表，然后化热入里，温邪则热变最速。未传心包，邪尚在肺，肺主气，其合皮毛，故云在表。（2）

在表初用辛凉轻剂。挟风则加入薄荷、牛蒡之属，挟湿加芦根、滑石之流。或透风于热外，或渗湿于热下，不与热相搏，势必孤矣。（2）

不尔，风挟温热而燥生，清窍必干，谓水主之气不能上荣，两阳相劫也；湿与温合，蒸郁而蒙痹于上，清窍为之壅塞，浊邪害清也。其病有类伤寒，其验之之法，伤寒多有变症；温热虽久，在一经不移，以此为辨。（3）

前言辛凉散风，甘淡驱湿，若病仍不解，是渐欲入营也。（4）

营分受热，则血液受劫，心神不安，夜甚无寐，或斑点隐隐，即撤去气药。（4）

如从风热陷入者，用犀角、竹叶之属；如从湿热陷入者，犀角、花露之品，参入凉血清热方中。若加烦躁，大便不通，金汁亦可加入，老年或平素有寒者，以人中黄代之，急急透斑为要。（4）

若斑出热不解者，胃津亡也，主以甘寒，重则如玉女煎，轻则如梨皮、蔗浆之类。或其人肾水素亏，虽未及下焦，先自彷徨矣，必验之于舌。如甘寒之中加入咸寒，务在先安未受邪之地，恐其陷入易易耳。（5）

若其邪始终在气分流连者，可冀其战汗透邪，法宜益胃，令邪与汗并，热达腠开，邪从汗出。解后胃气空虚，当肤冷一昼夜，待气还自温暖如常矣。盖战汗而解，邪退正虚，阳从汗泄，故渐肤冷，未必即成脱症。此时宜令病者，安舒静卧，以养阳气来复。旁人切勿惊惶，频频呼唤，扰其元神，使其烦躁。（6）

但诊其脉，若虚软和缓，虽倦卧不语，汗出肤冷，却非脱症；若脉急疾，躁扰不卧，肤冷汗出，便为气脱之症矣。（6）

更有邪盛正虚，不能一战而解，停一二日再战汗而愈者，不可不知。（6）

再论气病有不传血分，而邪留三焦，亦如伤寒中少阳病也。彼则和解表里之半，此则分消上下之势，随症变法，如近时杏、朴、苓等类，或如温胆汤之走泄。因其仍在气分，犹可望其战汗之门户，转疟之机括。（7）

大凡看法，卫之后方言气，营之后方言血。在卫汗之可也，到气才可清气，入营犹可透热转气，如犀角、玄参、羚羊角等物，入血就恐耗血动血，直须凉血散血，如生地、丹皮、阿胶、赤芍等物。否则前后不循缓急之法，虑其动手便错，反致慌张矣。（8）

且吾吴湿邪害人最广，如面色白者，须要顾其阳气，湿胜则阳微也，法应清凉，然到十分之六七，即不可过于寒凉，恐成功反弃。何以故耶？湿热一去，阳亦衰微也；面色苍者，须要顾其津液，清凉到十分之六七，往往热减身寒者，不可就云虚寒而投补剂，恐炉烟虽熄，灰中有火也，须细察精详，方少少与之，慎不可直率而往也。（9）

又有酒客里湿素盛，外邪入里，里湿为合。在阳旺之躯，胃湿恒多；在阴盛之体，脾湿亦不少，然其化热则一。热病救阴犹易，通阳最难。救阴不在血，而在津与汗；通阳不在温，而在利小便，然较之杂症，则有不同也。（9）

再论三焦不得从外解，必致成里结。里结于何？在阳明胃与肠也。亦须用下法，不可以气血之分，就不可下也。但伤寒邪热在里，劫烁津液，下之宜猛；此多湿邪内搏，下之宜轻。（10）

伤寒大便溏为邪已尽，不可再下；湿温病大便溏为邪未尽，必大便硬，慎不可再攻也，以屎燥为无湿矣。（10）

再人之体，脘在腹上，其地位处于中，按之痛，或自痛，或痞胀，当用苦泄，以其入腹近也。必验之于舌：或黄或浊，可与小陷胸肠或泻心汤，随症治

之；若白不燥，或黄白相兼，或灰白不渴，慎不可乱投苦泄。（11）

其中有外邪未解，里先结者，或邪郁未伸，或素属中冷者，虽有脘中痞闷，宜从开泄，宣通气滞，以达归于肺，如近俗之杏、蔻、橘、桔等，是轻苦微辛，具流动之品可耳。（11）

再前云舌黄或浊，须要有地之黄，若光滑者，乃无形湿热中有虚象，大忌前法。（12）

其脐以上为大腹，或满或胀或痛，此必邪已入里矣，表症必无，或十只存一。亦要验之于舌，或黄甚，或如沉香色，或如灰黄色，或老黄色，或中有断纹，皆当下之，如小承气汤，用槟榔、青皮、枳实、元明粉、生首乌等。若未见此等舌，不宜用此等法，恐其中有湿聚太阴为满，或寒湿错杂为痛，或气壅为胀，又当以别法治之。（12）

再论其热传营，舌色必绛。绛，深红色也。（14）

纯绛鲜泽者，包络受病也，宜犀角、鲜生地、连翘、郁金、石菖蒲等。延之数日，或平素心虚有痰，外热一陷，里络就闭，非菖蒲、郁金等所能开，须用牛黄丸、至宝丹之类以开其闭，恐其昏厥为痉也。（14）

又不拘何色，舌上生芒刺者，皆是上焦热极也。（20）

再舌上白苔黏腻，吐出浊厚涎沫，口必甜味也，为脾瘅病。（22）

若舌白如粉而滑，四边色紫绛者，温疫病初入膜原。（26）

凡癍疹初见，须用纸燃照看胸背两胁。点大而在皮肤之上者为癍，或云头隐隐，或琐碎小粒者为疹，又宜见而不宜见多。按方书谓癍色红者属胃热，紫者热极，黑者胃烂，然亦必看外症所合，方可断之。（27）

然癍属血者恒多，疹属气者不少。癍疹皆是邪气外露之象，发出宜神情清爽，为外解里和之意；如癍疹出而昏者，正不胜邪，内陷为患，或胃津内涸之故。（29）

再有一种白㾦，小粒如水晶色者，此湿热伤肺，邪虽出而气液枯也，必得甘药补之。或未至久延，伤及气液，乃湿郁卫分，汗出不彻之故，当理气分之邪。或白如枯骨者多凶，为气液竭也。（30）

再温热之病，看舌之后亦须验齿。齿为肾之余，龈为胃之络。热邪不燥胃津必耗肾液，且二经之血皆走其地，病深动血，结瓣于上。阳血者色必紫，紫如干漆；阴血者色必黄，黄如酱瓣。阳血若见，安胃为主；阴血若见，救肾为要。然豆瓣色者多险，若症还不逆者尚可治，否则难治矣。何以故耶？盖阴下竭阳上厥也。（31）

再妇人病温与男子同，但多胎前产后，以及经水适来适断。大凡胎前病，古人皆以四物加减用之，谓护胎为要，恐来害妊。如热极用井底泥，蓝布浸冷，覆盖腹上等，皆是保护之意，但亦要看其邪之可解处。用血腻之药不灵，又当审察，不可认板法。然须步步保护胎元，恐损正邪陷也。（35）

《湿热病篇》

湿热症，始恶寒，后但热不寒，汗出胸痞，舌白或黄，口渴不引饮。（1）

此条乃湿热证之提纲也。湿热病属阳明太阴经者居多，中气实则病在阳明，中气虚则病在太阴。（1，自注）

病在二经之表者，多兼少阳三焦；病在二经之里者，每兼厥阴风木，以少阳厥阴同司相火，阳明太阴湿久郁生热，热甚则少火皆成壮火，而表里上下充斥肆逆，故是证最易耳聋干呕、发痉发厥。（1，自注）

始恶寒者，阳为湿遏而恶寒，终非若寒伤于表之恶寒。（1，自注）

湿热之邪从表伤者十之一二，由口鼻入者十之八九，阳明为水谷之海，太阴为湿土之脏，故多由阳明太阴受病。（1，自注）

膜原者，外近肌肉，内近胃腑，即三焦之门户，实一身之半表半里也。（1，自注）

太阴内伤，湿饮停聚，客邪再至，内外相引，故病湿热。此皆先有内伤，再感客邪，非由腑及脏之谓。（1，自注）

湿热症，恶寒，无汗，身重，头痛，湿在表分，宜藿香、香茹、羌活、苍术皮、薄荷、大力子等味。头不痛，去羌活。（2）

湿热症，汗出，恶寒，发热，身重，关节疼痛，湿

在肌肉，不为汗解，宜滑石、豆卷、苓皮、苍术皮、藿香叶、鲜荷叶、通草、桔梗等味。不恶寒者，去苍术皮。（3）

湿热症，三四日即口噤，四肢牵引拘急，甚则角弓反张，此湿热侵入经络脉隧中，宜鲜地龙、秦艽、威灵仙、滑石、苍耳子、丝瓜藤、海风藤、酒浸黄连等味。（4）

湿热证，壮热口渴，舌黄或焦红，发痉神昏，谵语或笑，邪灼心包，营血已耗，宜连翘、犀羚角、生地、元参、银花露、钩藤、鲜菖蒲、至宝丹等味。（5）

湿热症，寒热如疟，湿热阻遏膜原，宜柴胡、厚朴、槟榔、草果、藿香、六一散、苍术、半夏、干菖蒲等味。（8）

湿热症，数日后，脘中微闷，知饥不食，湿邪蒙扰三焦，宜藿香叶、薄荷叶、鲜稻叶、鲜荷叶、枇杷叶、佩兰叶、芦尖、冬瓜仁等味。（9）

湿热症，初起发热，汗出，胸痞，口渴，舌白，湿伏中焦，宜藿梗、蔻仁、杏仁、枳壳、桔梗、郁金、苍术、厚朴、草果、半夏、干菖蒲、六一散、佩兰等味。（10）

湿热症，数日后自利，溺赤，口渴，湿流下焦，宜滑石、猪苓、茯苓、泽泻、草薢、通草等味。（11）

湿热症，舌遍体白，口渴，湿滞阳明，宜用辛开，如厚朴、草果、半夏、干菖蒲等味。（12）

湿热症，舌根白，舌尖红，湿渐化热，余湿犹滞，宜用辛泄，佐以清热，如蔻仁、半夏、干菖蒲、豆卷、六一散、连翘、绿豆壳等味。（13）

凭验舌以投剂，为临证时要诀。（13，自注）

湿热症，初起即胸闷不知人，瞀（mào）乱大叫痛，湿热阻闭中上二焦。宜草果、槟榔、鲜菖蒲、六一散、芫荽各重用，或加皂角末，地浆水煎。（14）

湿热症，四五日，口大渴，胸闷欲绝，干呕不止，脉细数，舌光如镜，胃液受劫，胆火上冲，宜西瓜白汁、鲜生地汁、甘蔗汁，磨服郁金、木香、香附、乌药等味。（15）

湿热症，呕吐清水或痰多黏腻，湿热内留，木火上逆。宜温胆汤加瓜蒌、碧玉散等味。（16）

湿热症，呕恶不止，昼夜不瘥，欲死者，肺胃不和，胃热移肺，肺不受邪也。宜用川连三四分、苏叶三五分，两味煎汤，呷（xiā）下即止。（17）

湿热症，咳嗽，昼夜不安，甚至喘不得眠者，暑邪入于肺络，宜葶苈、六一散、枇杷叶等味。（18）

湿热症，胸痞发热，肌肉微疼，始终无汗者，腠理暑邪内闭。宜六一散一两，薄荷叶三五分，泡汤调下，即汗解。（21）

湿热症，上下失血或汗血，毒邪深入营分，走窜欲泄。宜大剂犀角、生地、丹皮、赤芍、连翘、紫草、茜根、银花等味。（33）

湿热症七八日，口不渴，声不出，与饮食亦不却，默默不语，神识昏迷，进辛香凉泄，芳香逐秽，俱不效者。邪入厥阴，主客浑交，宜仿吴又可三甲散，醉地鳖虫、醋炒鳖甲、土炒山甲、生天虫、柴胡、桃仁泥等味。（34）

《温病条辨》

上焦篇

温病者,有风温、有温热、有温疫、有温毒、有暑温、有湿温、有秋燥、有冬温、有温疟。(1)

风温者,初春阳气始开,厥阴行令,风夹温也。温热者,春末夏初,阳气弛张,温盛为热也。温疫者,厉气流行,多兼秽浊,家家如是,若役使然也。温毒者,诸温夹毒,秽浊太甚也。暑温者,正夏之时,暑病之偏于热者也。湿温者,长夏初秋,湿中生热,即暑病之偏于湿者也。秋燥者,秋金燥烈之气也。冬温者,冬应寒而反温,阳不潜藏,民病温也。温疟者,阴气先伤,又因于暑,阳气独发也。(1,自注)

凡病温者,始于上焦,在手太阴。(2)

太阴之为病,脉不缓不紧而动数,或两寸独大,尺肤热,头痛,微恶风寒,身热自汗,口渴,或不渴,而咳,午后热甚者,名曰温病。(3)

太阴风温、温热、温疫、冬温,初起恶风寒者,桂枝汤主之;但热不恶寒而渴者,辛凉平剂银翘散主之。温毒、暑温、湿温、温疟不在此例。(4)

桂枝汤方

桂枝六钱　芍药炒,三钱　炙甘草二钱　生姜三片　大枣去核,二枚

煎法服法,必如《伤寒论》原文而后可,不然,不惟失桂枝汤之妙,反生他变,病必不除。

辛凉平剂银翘散方

连翘一两　银花一两　苦桔梗六钱　薄荷六钱　竹叶四钱　生甘草五钱　芥穗四钱　淡豆豉五钱　牛蒡子六钱

上杵为散，每服六钱，鲜苇根汤煎，香气大出，即取服，勿过煎。肺药取轻清，过煮则味厚而入中焦矣。病重者，约二时一服，日三服，夜一服；轻者，三时一服，日二服，夜一服；病不解者，作再服。盖肺位最高，药过重则过病所，少用又有病重药轻之患，故从普济消毒饮时时清扬法。今人亦间有用辛凉法者，多不见效，盖病大药轻之故，一不见效，随改弦易辙，转去转远，即不更张，缓缓延至数日后，必成中下焦证矣。胸膈闷者，加藿香三钱、郁金三钱，护膻中；渴甚者，加花粉；项肿咽痛者，加马勃、元参；衄者，去芥穗、豆豉，加白茅根三钱、侧柏炭三钱、栀子炭三钱；咳者，加杏仁利肺气；二三日病犹在肺，热渐入里，加细生地、麦冬保津液；再不解，或小便短者，加知母、黄芩、栀子之苦寒，与麦、地之甘寒，合化阴气，而治热淫所胜。

太阴风温，但咳，身不甚热，微渴者，辛凉轻剂桑菊饮主之。（6）

辛凉轻剂桑菊饮方

杏仁二钱　连翘一钱五分　薄荷八分　桑叶二钱五分　菊花一钱　苦桔梗二钱　甘草八分　苇根二钱

水二杯，煮取一杯，日二服。二三日不解，气粗似喘,燥在气分者,加石膏、知母;舌绛暮热,甚燥,邪初入营,加元参二钱,犀角一钱;在血分者,去薄荷、苇根,加麦冬、细生地、玉竹、丹皮各二钱;肺热甚加黄芩;渴者加花粉。

太阴温病,脉浮洪,舌黄,渴甚,大汗,面赤,恶热者,辛凉重剂白虎汤主之。(7)

辛凉重剂白虎汤方

生石膏研,一两　知母五钱　生甘草三钱　白粳米一合

水八杯,煮取三杯,分温三服,病退,减后服,不知,再作服。

太阴温病,脉浮大而芤,汗大出,微喘,甚至鼻孔扇者,白虎加人参汤主之;脉若散大者,急用之,倍人参。(8)

白虎加人参汤方

即于前方内加人参三钱。

白虎本为达热出表,若其人脉浮弦而细者,不可与也;脉沉者,不可与也;不渴者,不可与也;汗不出者,不可与也。常须识此,勿令误也。(9)

太阴温病,气血两燔者,玉女煎去牛膝加元参主之。(10)

玉女煎去牛膝熟地加细生地元参方(辛凉合甘寒法)

生石膏一两　知母四钱　元参四钱　细生地六钱　麦冬六钱

水八杯,煮取三杯,分二次服,渣再煮一盅服。

太阴温病,血从上溢者,犀角地黄汤合银翘散主之。(11)

太阴温病,寸脉大,舌绛而干,法当渴,今反不渴者,热在营中也,清营汤去黄连主之。(15)

太阴温病,不可发汗,发汗而汗不出者,必发斑疹,汗出过多者,必神昏谵语。发斑者,化斑汤主之;发疹者,银翘散去豆豉,加细生地、丹皮、大青叶,倍元参主之。禁升麻、柴胡、当归、防风、羌活、白芷、葛根、三春柳。神昏谵语者,清宫汤主之,牛黄丸、紫雪丹、局方至宝丹亦主之。(16)

化斑汤方

石膏一两　知母四钱　生甘草三钱　元参三钱犀角二钱　白粳米一合

水八杯,煮取三杯,日三服,渣再煮一盅,夜一服。

银翘散去豆豉加细生地丹皮大青叶倍元参方

即于前银翘散内去豆豉,加细生地四钱,大青叶三钱,丹皮三钱,元参加至一两。

清宫汤方

元参心三钱　莲子心五分　竹叶卷心二钱　连翘心二钱　犀角尖磨冲,二钱　连心麦冬三钱

加减法:热痰盛加竹沥、梨汁各五匙;咯痰不清,加栝楼皮一钱五分;热毒盛加金汁、人中黄;渐欲神昏,加银花三钱、荷叶二钱、石菖蒲一钱。

邪入心包,舌謇肢厥,牛黄丸主之,紫雪丹亦主之。(17)

温毒咽痛,喉肿,耳前耳后肿,颊肿,面正赤,或

喉不痛，但外肿，甚则耳聋，俗名大头温、虾蟆温者，普济消毒散去柴胡、升麻主之。初起一二日，再去芩、连，三四日加之佳。（18）

普济消毒饮去升麻柴胡黄芩黄连方

连翘一两　薄荷三钱　马勃四钱　牛蒡子六钱芥穗三钱　僵蚕五钱　元参一两　银花一两　板蓝根五钱　苦梗一两　甘草五钱

上共为粗末，每服六钱，重者八钱。鲜苇根汤煎，去渣服，约二时一服，重者一时许一服。

形似伤寒，但右脉洪大而数，左脉反小于右，口渴甚，面赤，汗大出者，名曰暑温，在手太阴，白虎汤主之；脉芤甚者，白虎加人参汤主之。（22）

手太阴暑温，如上条证，但汗不出者，新加香薷饮主之。（24）

新加香薷饮方（辛温复辛凉法）

香薷二钱　银花三钱　鲜扁豆花三钱　厚朴二钱　连翘二钱

水五杯，煮取二杯。先服一杯，得汗止后服；不汗再服；服尽不汗，再作服。

手太阴暑温，或已经发汗，或未发汗，而汗不止，烦渴而喘，脉洪大有力者，白虎汤主之；脉洪大而芤者，白虎加人参汤主之；身重者，湿也，白虎加苍术汤主之；汗多脉散大，喘喝欲脱者，生脉散主之。（26）

白虎加苍术汤方

即于白虎汤内加苍术三钱。

汗多而脉散大，其为阳气发泄太甚，内虚不司留恋可知。生脉散酸甘化阴，守阴所以留阳，阳留，汗自止也。以人参为君，所以补肺中元气也。

生脉散方（酸甘化阴法）

人参三钱　麦冬不去心，二钱　五味子一钱

水三杯，煮取八分二杯，分二次服，渣再煎服，脉不敛，再作服，以脉敛为度。

脉虚夜寐不安，烦渴舌赤，时有谵语，目常开不闭，或喜闭不开，暑入手厥阴也。手厥阴暑温，清营汤主之；舌白滑者，不可与也。（30）

清营汤方（咸寒苦甘法）

犀角三钱　生地五钱　元参三钱　竹叶心一钱　麦冬三钱　丹参二钱　黄连一钱五分　银花三钱　连翘连心用，二钱

水八杯，煮取三杯，日三服。

小儿暑温，身热，卒然痉厥，名曰暑痫，清营汤主之，亦可少与紫雪丹。（33）

大人暑痫，亦同上法。热初入营，肝风内动，手足瘛疭，可于清营汤中，加钩藤、丹皮、羚羊角。（34）

暑兼湿热，偏于暑之热者为暑温，多手太阴证而宜清；偏于暑之湿者为湿温，多足太阴证而宜温；湿热平等者两解之。各宜分晓，不可混也。（35）

长夏受暑，过夏而发者，名曰伏暑。（36）

太阴伏暑，舌白口渴，无汗者，银翘散去牛蒡、元参加杏仁、滑石主之。（38）

太阴伏暑，舌赤口渴，无汗者，银翘散加生地、丹皮、赤芍、麦冬主之。（39）

伏暑、暑温、湿温，证本一源，前后互参，不可偏执。（42）

头痛恶寒，身重疼痛，舌白不渴，脉弦细而濡，面色淡黄，胸闷不饥，午后身热，状若阴虚，病难速已，名曰湿温。汗之则神昏耳聋，甚则目瞑不欲言；下之则洞泄；润之则病深不解。长夏深秋冬日同法，三仁汤主之。（43）

三仁汤方

杏仁五钱　飞滑石六钱　白通草二钱　白蔻仁二钱　竹叶二钱　厚朴二钱　生薏仁六钱　半夏五钱

甘澜水八碗，煮取三碗，每服一碗，日三服。

太阴湿温，气分痹郁而哕者（俗名为呃），宣痹汤主之。（46）

宣痹汤方（苦辛通法）

枇杷叶二钱　郁金一钱五分　射干一钱　白通草一钱　香豆豉一钱五分

水五杯，煮取二杯，分二次服。

秋感燥气，右脉数大，伤手太阴气分者，桑杏汤主之。（54）

桑杏汤方（辛凉法）

桑叶一钱　杏仁一钱五分　沙参二钱　象贝一钱　香豉一钱　栀皮一钱　梨皮一钱

水二杯，煮取一杯，顿服之，重者再作服。

燥伤肺胃阴分，或热或咳者，沙参麦冬汤主之。（56）

沙参麦冬汤（甘寒法）

沙参三钱　玉竹二钱　生甘草一钱　冬桑叶一钱五分　麦冬三钱　生扁豆一钱五分　花粉一钱五分

水五杯，煮取二杯，日再服。久热久咳者，加地骨皮三钱。

燥气化火，清窍不利者，翘荷汤主之。（57）

翘荷汤（辛凉法）

薄荷一钱五分　连翘一钱五分　生甘草一钱黑栀皮一钱五分　桔梗二钱　绿豆皮二钱

水二杯，煮取一杯，顿服之，日服二剂，甚者日三。

加减法：耳鸣者加羚羊角、苦丁茶。目赤者加鲜菊叶、苦丁茶、夏枯草。咽痛者加牛蒡子、黄芩。

诸气膹郁，诸痿喘呕之因于燥者，喻氏清燥救肺汤主之。（58）

清燥救肺汤方（辛凉甘润法）

石膏二钱五分　甘草一钱　霜桑叶三钱　人参七分　杏仁泥，七分　胡麻仁炒研，一钱　阿胶八分　麦冬不去心，二钱　枇杷叶去净毛，炙，六分

水一碗，煮六分，频频二三次温服。痰多加贝母、瓜蒌；血枯加生地黄；热甚加犀角、羚羊角，或加牛黄。

中焦篇

面目俱赤，语声重浊，呼吸俱粗，大便闭，小便涩，舌苔老黄，甚则黑有芒刺，但恶热不恶寒，日晡

益甚者，传至中焦，阳明温病也。脉浮洪躁甚者，白虎汤主之；脉沉数有力，甚则脉体反小而实者，大承气汤主之。暑温、湿温、温疟不在此例。（1）

温病由口鼻而入，鼻气通于肺，口气通于胃。肺病逆传则为心包，上焦病不治，则传中焦，胃与脾也，中焦病不治，即传下焦，肝与肾也。始上焦，终下焦。（1，自注）

白虎汤（方见上焦篇）

大承气汤方

大黄六钱　芒硝三钱　厚朴三钱　枳实三钱

水八杯，先煮枳、朴，后纳大黄、芒硝，煮取三杯。先服一杯，约二时许，得利止后服，不知，再服一杯，再不知，再服。

阳明温病，无上焦证，数日不大便，当下之，若其人阴素虚，不可行承气者，增液汤主之。服增液汤已，周十二时观之，若大便不下者，合调胃承气汤微和之。（11）

妙在寓泻于补，以补药之体，作泻药之用，既可攻实，又可防虚。（11，自注）

增液汤方（咸寒苦甘法）

元参一两　麦冬连心，八钱　细生地八钱

水八杯，煮取三杯，口干则与饮，令尽，不便，再作服。

本论于阳明下证，峙立三法：热结液干之大实证，则用大承气；偏于热结而液不干者，旁流是也，则用调胃承气；偏于液干多而热结少者，则用增液，

所以回护其虚,务存津液之心法也。(11,自注)

阳明温病,下后汗出,当复其阴,益胃汤主之。(12)

益胃汤方(甘凉法)

沙参三钱　麦冬五钱　冰糖一钱　细生地五钱　玉竹炒香,一钱五分

水五杯,煮取二杯,分二次服,渣再煮一杯服。

下后数日,热不退,或退不尽,口燥咽干,舌苔干黑,或金黄色,脉沉而有力者,护胃承气汤微和之;脉沉而弱者,增液汤主之。(15)

阳明温病,下之不通,其证有五:应下失下,正虚不能运药,不运药者死,新加黄龙汤主之。喘促不宁,痰涎壅滞,右寸实大,肺气不降者,宣白承气汤主之。左尺牢坚,小便赤痛,时烦渴甚,导赤承气汤主之。邪闭心包,神昏舌短,内窍不通,饮不解渴者,牛黄承气汤主之。津液不足,无水舟停者,间服增液,再不下者,增液承气汤主之。(17)

新加黄龙汤(苦甘咸法)

细生地五钱　生甘草二钱　人参一钱五分,另煎　生大黄三钱　芒硝一钱　元参五钱　麦冬连心,五钱　当归一钱五分　海参洗,二条　姜汁六匙

水八杯,煮取三杯。先用一杯,冲参汁五分、姜汁二匙,顿服之,如腹中有响声,或转矢气者,为欲便也;候一二时不便,再如前法服一杯;候二十四刻,不便,再服第三杯;如服一杯,即得便,止后服,酌服益胃汤一剂(益胃汤方见前),余参或可加入。

宣白承气汤方（苦辛淡法）

生石膏五钱　生大黄三钱　杏仁粉二钱　栝楼皮一钱五分

水五杯，煮取二杯，先服一杯，不知再服。

导赤承气汤

赤芍三钱　细生地五钱　生大黄三钱　黄连二钱　黄柏二钱　芒硝一钱

水五杯，煮取二杯，先服一杯，不下再服。

牛黄承气汤

即用前安宫牛黄丸二丸，化开，调生大黄末三钱，先服一半，不知再服。

增液承气汤

即于增液汤内，加大黄三钱，芒硝一钱五分。

水八杯，煮取三杯，先服一杯，不知再服。

阳明温病，干呕口苦而渴，尚未可下者，黄连黄芩汤主之。不渴而舌滑者属湿温。（19）

黄连黄芩汤方（苦寒微辛法）

黄连二钱　黄芩二钱　郁金一钱五分　香豆豉二钱

水五杯，煮取二杯，分二次服。

阳明温病，舌黄燥，肉色绛，不渴者，邪在血分，清营汤主之。若滑者，不可与也，当于湿温中求之。（20）

斑疹，用升提，则衄，或厥，或呛咳，或昏痉，用壅补则瞀乱。（23）

斑疹阳明证悉具，外出不快，内壅特甚者，调

胃承气汤微和之，得通则已，不可令大泄，大泄则内陷。（24）

阳明温病，无汗，实证未剧，不可下，小便不利者，甘苦合化，冬地三黄汤主之。（29）

冬地三黄汤方（甘苦合化阴气法）

麦冬八钱　黄连一钱　苇根汁半酒杯，冲　元参四钱　黄柏一钱　银花露半酒杯，冲　细生地四钱　黄芩一钱　生甘草三钱

水八杯，煮取三杯，分三次服，以小便得利为度。

温病小便不利者，淡渗不可与也，忌五苓、八正辈。（30）

温病燥热，欲解燥者，先滋其干，不可纯用苦寒也，服之反燥甚。（31）

风温、温热、温疫、温毒、冬温之在中焦，阳明病居多；湿温之在中焦，太阴病居多；暑温则各半也。（37）

脉洪滑，面赤身热头晕，不恶寒，但恶热，舌上黄滑苔，渴欲凉饮，饮不解渴，得水则呕，按之胸下痛，小便短，大便闭者，阳明暑温，水结在胸也，小陷胸汤加枳实主之。（38）

小陷胸加枳实汤方（苦辛寒法）

黄连二钱　栝楼三钱　枳实二钱　半夏五钱

急流水五杯，煮取二杯，分二次服。

暑温蔓延三焦，舌滑微黄，邪在气分者，三石汤主之；邪气久留，舌绛苔少，热搏血分者，加味清宫汤主之；神识不清，热闭内窍者，先与紫雪丹，再与清宫汤主之。（41）

三石汤方

飞滑石三钱　生石膏五钱　寒水石三钱　杏仁三钱　竹茹炒,二钱　银花三钱,花露更妙　金汁一酒杯,冲　白通草二钱

水五杯,煮成二杯,分二次温服。

加味清宫汤方

即于前清宫汤内加知母三钱,银花二钱,竹沥五茶匙冲入。

暑温伏暑,三焦均受,舌灰白,胸痞闷,潮热呕恶,烦渴自利,汗出溺短者,杏仁滑石汤主之。(42)

杏仁滑石汤方(苦辛寒法)

杏仁三钱　滑石三钱　黄芩二钱　橘红一钱五分　黄连一钱　郁金二钱　通草一钱　厚朴二钱　半夏三钱

水八杯,煮取三杯,分三次服。

吸受秽湿,三焦分布,热蒸头胀,身痛呕逆,小便不通,神识昏迷,舌白,渴不多饮,先宜芳香通神利窍,安宫牛黄丸;继用淡渗分消浊湿,茯苓皮汤。(56)

茯苓皮汤(淡渗兼微辛微凉法)

茯苓皮五钱　生薏仁五钱　猪苓三钱　大腹皮三钱　白通草三钱　淡竹叶二钱

水八杯,煮取三杯,分三次服。

三焦湿郁,升降失司,脘连腹胀,大便不爽,一加减正气散主之。(58)

一加减正气散方

藿香梗二钱　厚朴二钱　杏仁二钱　茯苓皮二

钱　广皮一钱　神曲一钱五分　麦芽一钱五分　绵茵陈二钱　大腹皮一钱

水五杯，煮二杯，再服。

湿郁三焦，脘闷，便溏，身痛，舌白，脉象模糊，二加减正气散主之。（59）

二加减正气散（苦辛淡法）

藿香梗三钱　广皮二钱　厚朴二钱　茯苓皮三钱　木防己三钱　大豆黄卷二钱　川通草一钱五分　薏苡仁三钱

水八杯，煮三杯，三次服。

秽湿着里，舌黄，脘闷，气机不宣，久则酿热，三加减正气散主之。（60）

三加减正气散方（苦辛寒法）

藿香连梗叶，三钱　茯苓皮三钱　厚朴二钱　广皮一钱五分　杏仁三钱　滑石五钱

水五杯，煮二杯，再服。

秽湿着里，邪阻气分，舌白滑，脉右缓，四加减正气散主之。（61）

四加减正气散方（苦辛温法）

藿香梗三钱　厚朴二钱　茯苓三钱　广皮一钱五分　草果一钱　楂肉炒，五钱　神曲二钱

水五杯，煮二杯，渣再煮一杯，三次服。

秽湿着里，脘闷便泄，五加减正气散主之。（62）

五加减正气散（苦辛温法）

藿香梗二钱　广皮一钱五分　茯苓块三钱　厚朴二钱　大腹皮一钱五分　谷芽一钱　苍术二钱

水五杯，煮二杯，日再服。

脉缓身痛，舌淡黄而滑，渴不多饮，或竟不渴，汗出热解，继而复热，内不能运水谷之湿，外复感时令之湿，发表攻里，两不可施，误认伤寒，必转坏证，徒清热则湿不退，徒祛湿则热愈炽，黄芩滑石汤主之。（63）

黄芩滑石汤方（苦辛寒法）

黄芩三钱　滑石三钱　茯苓皮三钱　大腹皮二钱　白蔻仁一钱　通草一钱　猪苓三钱

水六杯，煮取二杯，渣再煮一杯，分温三服。

湿聚热蒸，蕴于经络，寒战热炽，骨骱烦疼，舌色灰滞，面目萎黄，病名湿痹，宣痹汤主之。（65）

痹之因于寒者固多，痹之兼乎热者，亦复不少。（65，自注）

寒痹势重而治反易，热痹势缓而治反难，实者单病躯壳易治，虚者兼病脏腑夹痰饮腹满等证，则难治矣。（65，自注）

宣痹汤方（苦辛通法）

防己五钱　杏仁五钱　滑石五钱　连翘三钱　山栀三钱　薏苡五钱　半夏醋炒，三钱　晚蚕沙三钱　赤小豆皮三钱（赤小豆乃五谷中之赤小豆，味酸肉赤，凉水浸取皮用。非药肆中之赤小豆，药肆中之赤豆乃广中野豆，赤皮蒂黑肉黄，不入药者也）

水八杯，煮取三杯，分温三服。痛甚加片子姜黄二钱，海桐皮三钱。

湿郁经脉，身热身痛，汗多自利，胸腹白疹，内

外合邪，纯辛走表，纯苦清热，皆在所忌，辛凉淡法，薏苡竹叶散主之。(66)

薏苡竹叶散方（辛凉淡法，亦轻以去实法）

薏苡五钱　竹叶三钱　飞滑石五钱　白蔻仁一钱五分　连翘三钱　茯苓块五钱　白通草一钱五分

共为细末，每服五钱，日三服。

下焦篇

风温、温热、温疫、温毒、冬温，邪在阳明久羁，或已下，或未下，身热面赤，口干舌燥，甚则齿黑唇裂，脉沉实者，仍可下之。(1)

脉虚大，手足心热甚于手足背者，加减复脉汤主之。(1)

温邪久羁中焦，阳明阳土，未有不克少阴癸水者，或已下而阴伤，或未下而阴竭。(1，自注)

下焦温病，但大便溏者，即与一甲复脉汤。(10)

少阴温病，真阴欲竭，壮火复炽，心中烦，不得卧者，黄连阿胶汤主之。(11)

黄连阿胶汤方（苦甘咸寒法）

黄连四钱　黄芩一钱　阿胶三钱　白芍一钱　鸡子黄二枚

水八杯，先煮三物，取三杯，去滓，内胶烊尽，再内鸡子黄，搅令相得，日三服。

夜热早凉，热退无汗，热自阴来者，青蒿鳖甲汤主之。(12)

青蒿鳖甲汤方（辛凉合甘寒法）

青蒿二钱　鳖甲五钱　细生地四钱　知母二钱 丹皮三钱

水五杯，煮取二杯，日再服。

热邪深入下焦，脉沉数，舌干齿黑，手指但觉蠕动，急防痉厥，二甲复脉汤主之。（13）

二甲复脉汤方（咸寒甘润法）

即于加减复脉汤内，加生牡蛎五钱，生鳖甲八钱。

下焦温病，热深厥甚，脉细促，心中憺憺大动，甚则心中痛者，三甲复脉汤主之。（14）

三甲复脉汤方（同二甲汤法）

即于二甲复脉汤内，加生龟板一两。

热邪久羁，吸烁真阴，或因误表，或因妄攻，神倦瘛疭，脉气虚弱，舌绛苔少，时时欲脱者，大定风珠主之。（16）

大定风珠方（酸甘咸法）

生白芍六钱　阿胶三钱　生龟板四钱　干地黄六钱　麻仁二钱　五味子二钱　生牡蛎四钱　麦冬连心，六钱　炙甘草四钱　鸡子黄生，二枚　鳖甲生，四钱

水八杯，煮取三杯，去滓，再入鸡子黄，搅令相得，分三次服。喘加人参，自汗者加龙骨、人参、小麦，悸者加茯神、人参、小麦。

壮火尚盛者，不得用定风珠、复脉。邪少虚多者，不得用黄连阿胶汤。阴虚欲痉者，不得用青蒿鳖甲汤。（17）

少腹坚满，小便自利，夜热昼凉，大便闭，脉沉实者，蓄血也，桃仁承气汤主之，甚则抵当汤。（21）

桃仁承气汤方（苦辛咸寒法）

大黄五钱　芒硝二钱　桃仁三钱　当归三钱
芍药三钱　丹皮三钱

水八杯，煮取三杯，先服一杯，得下止后服，不知再服。

抵当汤方（飞走攻络苦咸法）

大黄五钱　虻虫炙干为末，二十枚　桃仁五钱
水蛭炙干为末，五分

水八杯，煮取三杯，先服一杯，得下止后服，不知再服。

暑邪深入少阴消渴者，连梅汤主之；入厥阴麻痹者，连梅汤主之；心热烦躁神迷甚者，先与紫雪丹，再与连梅汤。（36）

连梅汤方（酸甘化阴酸苦泄热法）

云连二钱　乌梅去核，三钱　麦冬连心，三钱
生地三钱　阿胶二钱

水五杯，煮取二杯，分二次服。脉虚大而芤者，加人参。

湿温久羁，三焦弥漫，神昏窍阻，少腹鞕满，大便不下，宣清导浊汤主之。（55）

宣清导浊汤（苦辛淡法）

猪苓五钱　茯苓五钱　寒水石六钱　晚蚕砂四钱　皂荚子去皮，三钱

水五杯，煮成两杯，分二次服，以大便通快为度。

杂说　治病法论

治外感如将（兵贵神速，机圆法活，去邪务尽，善后务细，盖早平一日，则人少受一日之害）；治内伤如相（坐镇从容，神机默运，无功可言，无德可见，而人登寿域）。

治上焦如羽（非轻不举），治中焦如衡（非平不安），治下焦如权（非重不沉）。

《外感温病篇》

风温为病，春月与冬季居多，或恶风，或不恶风，必身热、咳嗽、烦渴，此风温证之提纲也。（2）

人身之中，肺主卫，又胃为卫之本。是以风温外薄，肺胃内应；风温内袭，肺胃受病。其温邪之内外有异形，而肺胃之专司无二致。故恶风为或有之证，而热、渴、咳嗽，为必有之证也。（2，自注）

《温疫论》

自叙

夫温疫之为病，非风、非寒、非暑、非湿，乃天地间别有一种异气所感，其传有九，此治疫紧要关节。

上卷　原病

伤寒与中暑，感天地之常气；疫者，感天地之疠气。在岁运有多寡，在方隅有厚薄，在四时有盛衰。

此气之来，无论老少强弱，触之者即病。

邪从口鼻而入，则其所客，内不在脏腑，外不在经络，舍于伏脊之内，去表不远，附近于胃，乃表里之分界，是为半表半里，即《针经》所谓横连膜原是也。

凡人口鼻之气，通乎天气，本气充满，邪不易入。本气适逢亏欠，呼吸之间，外邪因而乘之。

昔有三人，冒雾早行，空腹者死，饮酒者病，饱食者不病。疫邪所着，又何异耶？若其年气来盛厉，不论强弱，正气稍衰者，触之即病，则又不拘于此矣。其感之深者，中而即发；感之浅者，邪不胜正，未能顿发。或遇饥饱劳碌，忧思气怒，正气被伤，邪气始得张溢，营卫运行之机，乃为之阻，吾身之阳气，因而屈曲，故为病热。

上卷　温疫初起

温疫初起，先憎寒而后发热，日后但热而无憎寒也。初得之二三日，其脉不浮不沉而数，昼夜发热，日晡益甚，头疼身痛。其时邪在伏脊之前，肠胃之后，虽有头疼身痛，此邪热浮越于经，不可认为伤寒表证，辄用麻黄、桂枝之类强发其汗。此邪不在经，汗之徒伤表气，热亦不减。又不可下，此邪不在里，下之徒伤胃气，其渴愈甚。宜达原饮。

达原饮

槟榔二钱　厚朴一钱　草果仁五分　知母一钱
芍药一钱　黄芩一钱　甘草五分

上用水二盅，煎八分，午后温服。

上卷　注意逐邪勿拘结粪

大凡客邪贵乎早治，乘人气血未乱，肌肉未消，津液未耗，病人不至危殆，投剂不至掣肘，愈后亦易平复。

是以仲景自大柴胡以下，立三承气，多与少与，自有轻重之殊。勿拘于下不厌迟之说，应下之证，见下无结粪，以为下之早，或以为不应下之证，误投下药。殊不知承气本为逐邪而设，非专为结粪而设也。必俟其粪结，血液为热所搏，变证迭起，是犹养虎遗患，医之咎也。况多有溏粪失下，但蒸作极臭如败酱，或如藕泥，临死不结者，但得秽恶一去，邪毒从此而消，脉证从此而退，岂徒孜孜粪结而后行哉！

上卷　发癍战汗合论

凡疫邪留于气分，解以战汗；留于血分，解以发癍。气属阳而轻清，血属阴而重浊。是以邪在气分则易疏透，邪在血分恒多胶滞，故阳主速而阴主迟。所以从战汗者，可使顿解；从发癍者，当图渐愈。

上卷　解后宜养阴忌投参术

夫疫乃热病也，邪气内郁，阳气不得宣布，积阳为火，阴血每为热搏。暴解之后，余焰尚在，阴血未复，大忌参、芪、白术。得之反助其壅郁，余邪留伏，不惟目下淹缠，日后必变生异证，或周身痛痹，或四肢拘急，或流火结痰，或遍身疮疡，或两腿攒痛，或劳嗽涌痰，或气毒流注，或痰核穿漏，皆骤补之为害也。凡有阴枯血燥者，宜清燥养荣汤。若素多痰，及少年平时肥盛者，投之恐有腻膈之弊，亦宜斟酌。大抵时疫愈后，调理之剂投之不当，莫如静养节饮食为第一。

下卷　统论疫有九传治法

夫疫之传有九，然亦不出乎表里之间而已矣。所谓九传者，病人各得其一，非谓一病而有九传也。盖温疫之来，邪自口鼻而入，感于膜原，伏而未发者不知不觉。已发之后，渐加发热，脉洪而数，此众人相同，宜达原饮疏之。

继而邪气一离膜原，察其传变，众人不同者，以其表里各异耳。有但表而不里者，有但里而不表者，有表而再表者，有里而再里者，有表里分传者，有表里分传而再分传者，有表胜于里者，有里胜于表者，有先表而后里者，有先里而后表者，凡此九传，其去病一也。医者不知九传之法，不知邪之所在，如盲者之不任杖，聋者之听宫商，无音可求，无路可适，未免当汗不汗，当下不下，或颠倒误用，或寻枝摘叶，但治其证，不治其邪，同归于误一也。

《广瘟疫论》

卷之一　辨色

瘟疫主蒸散，散则缓，面色多松缓而垢晦。人受蒸气，则津液上溢于面，头目之间多垢滞，或如油腻，或如烟熏，望之可憎者，皆瘟疫之色也。一见此色，虽头痛、发热，不宜轻用辛热发散；一见舌黄、烦、渴诸里症，即宜攻下，不可拘于下不厌迟之说。

卷之四　汗法

时疫贵解其邪热，而邪热必有着落。方着落在肌表时，非汗则邪无出路，故汗法为治时疫之一大法也。但风寒汗不厌早，时疫汗不厌迟。风寒发汗，必兼辛温、辛热以宣阳；时疫发汗，必兼辛凉、辛寒以救阴。风寒发汗，治表不犯里；时疫发汗，治表必通里。

卷之四　下法

时疫下法与伤寒不同，伤寒下不厌迟，时疫下不厌早。伤寒在下其燥结，时疫在下其郁热。伤寒里证当下，必待表证全罢，时疫不论表邪罢与不罢，但兼里证即下。

伤寒上焦有邪不可下，必待结在中、下二焦方可下；时疫上焦有邪亦可下，若必待结至中、下二焦始下，则有下之不通而死者。伤寒一下即已，仲景承气诸方多不过三剂，时疫用下药至少三剂，多则有一二十剂者。

时疫下法有六：结邪在胸上，贝母下之，贝母本非下药，用至两许即解；结邪在胸及心下，小陷胸下之；结邪在胸胁连心下，大柴胡汤下之；结邪在脐上，小承气汤下之；结邪在当脐及脐下，调胃承气汤下之；痞满燥实，三焦俱结，大承气汤下之。此外又有本质素虚，或老人，久病，或屡汗、屡下后，下证虽具而不任峻攻者，则麻仁丸、蜜煎导法、猪胆导法为妙。

卷之四　清法

凡清热之要，在视热邪之浅深。热之浅者在营卫，以石膏、黄芩为主，柴胡、葛根为辅。热之深者在胸膈，花粉、知母、蒌仁、栀子、豆豉为主。热在肠胃者，当用下法，不用清法，或下而兼清亦可。热入心包者，黄连、犀角、羚羊角为主。热直入心脏则难救矣，用牛黄犹可十中救一，须用至钱许，少则无济，非若小儿惊风诸方，每用分许即可有效。

《伤寒瘟疫条辨》

卷一　脉义辨　温病与伤寒不同诊脉义

凡温病脉，怫热在中，多见于肌肉之分而不甚浮，若热郁少阴，则脉沉伏欲绝，非阴脉也，阳邪闭脉也。

凡伤寒自外之内，从气分入，始病发热恶寒，一二日不作烦渴，脉多浮紧，不传三阴，脉不见沉；温病由内达外，从血分出，始病不恶寒而发热，一热即口燥咽干而渴，脉多洪滑，甚则沉伏。此发表清里之所以异也。

凡温病脉，中诊洪长滑数者轻，重则脉沉，甚则闭绝。此辨温病与伤寒，脉浮脉沉异治之要诀也。

凡温病脉，洪长滑数，兼缓者易治，兼弦者难治。

凡温病脉，沉涩小急，四肢厥逆，通身如冰者危。

凡温病脉，两手闭绝，或一手闭绝者危。

凡温病脉，沉涩而微，状若屋漏者死。

凡温病脉，浮大而散，状若釜沸者死。

卷一　发表为第一关节辨

若温病得于天地之杂气，怫热在里，由内而达于外，故不恶寒而作渴，此内之郁热为重，外感为轻，兼有无外感，而内之郁热自发者，又多发在春夏，若用辛温解表，是为抱薪投火，轻者必重，重者必死。惟用辛凉苦寒，如升降、双解之剂，以开导其里热，里热除而表证自解矣。亦有先见表证而后见里证者，盖怫热自内达外，热郁腠理之时，若不用辛凉解散，则热邪不得外泄，遂还里而成可攻之证，非如伤寒从表而传里也。病之轻者，神解散、清化汤之类；病之重者，芳香饮、加味凉膈散之类，如升降散、增损双解散，尤为对证之药。

卷四　医方辨引

升降散：温病亦杂气中之一也，表里三焦大热，其证治不可名状者，此方主之。

白僵蚕酒炒，二钱　全蝉蜕去土，一钱　广姜黄去皮，三分　川大黄生，四钱称准，上为细末，合研匀。病轻者分四次服，每服重一钱八分二厘五毫，用黄酒一盅，蜂蜜五钱，调匀冷服，中病即止。病重者，分三次服，每服重二钱四分三厘三毫，黄酒盅半，蜜七钱五分，调匀冷服。最重者，分二次服，每服重三钱六分五厘，黄酒二盅，蜜一两，调匀冷服。胎产亦不忌。炼蜜丸，名太极丸，服法同前，轻重分服，用蜜、酒调匀送下。

按：温病总计十五方。轻则清之，神解散、清化汤、芳香饮、大小清凉散、大小复苏饮、增损三黄石膏汤八方；重则泻之，增损大柴胡汤、增损双解散、加味凉膈散、加味六一顺气汤、增损普济消毒饮、解毒承气汤六方；而升降散，其总方也，轻重皆可酌用。察证切脉，斟酌得宜，病之变化，治病之随机应变，又不可执方耳。按：处方必有君、臣、佐、使，而又兼引导，此良工之大法也。是方以僵蚕为君，蝉蜕为臣，姜黄为佐，大黄为使，米酒为引，蜂蜜为导，六法俱备，而方乃成。

神解散：温病初觉，憎寒体重，壮热头痛，四肢无力，遍身酸痛，口苦咽干，胸腹满闷者，此方主之。

白僵蚕酒炒，一钱　蝉蜕五个　神曲三钱　金银花二钱　生地二钱　木通　车前子炒，研　黄芩酒炒　黄连　黄柏盐水炒　桔梗各一钱

水煎去渣，入冷黄酒半小杯，蜜三匙，和匀冷服。

此方之妙，不可殚述。温病初觉，但服此药，俱有奇验。外无表药而汗液流通，里无攻药而热毒自解，有斑疹者即现，而内邪悉除，此其所以为神解也。

《疫疹一得》

卷下　清瘟败毒饮

清瘟败毒饮：治一切火热，表里俱盛，狂躁烦心，口干咽痛，大热干呕，错语不眠，吐血衄血，热盛发斑。不论始终，以此为主。后附加减。

生石膏大剂六两至八两，中剂二两至四两，小剂八钱至一两二钱　小生地大剂六钱至一两，中剂三钱至五钱，小剂二钱至四钱　乌犀角大剂六钱至八钱，中剂三钱至五钱，小剂二钱至四钱　真川连大剂四钱至六钱，中剂二钱至四钱，小剂一钱至一钱半　生栀子　桔梗　黄芩　知母　赤芍　玄参　连翘　竹叶　甘草　丹皮

疫证初起，恶寒发热，头痛如劈，烦躁谵妄，身热肢冷，舌刺唇焦，上呕下泄。六脉沉细而数，即用大剂；沉而数者，用中剂；浮大而数者，用小剂。如斑一出，即用大青叶，量加升麻四五分引毒外透。此内化外解、浊降清升之法，治一得一，治十得十。以视升提发表而愈剧者，何不俯取刍荛之一得也。

《通俗伤寒论》

卷一　伤寒要义　六经总诀

外风宜散，内风宜熄。表寒宜汗，里寒宜温。伤暑宜清，中暑宜开，伏暑宜下。风湿寒湿，宜汗

宜温。暑湿芳淡,湿火苦泄。寒燥温润,热燥凉润。上燥救津,中燥增液,下燥滋血,久必增精。郁火宜发,实火宜泻,暑火宜补,阴火宜引。

卷一　伤寒要义　六淫病用药法

张凤逵《伤暑全书》曰:暑病首用辛凉,继用甘寒,终用酸泄敛津。虽已得治暑之要,而暑必挟湿,名曰暑湿;亦多挟秽,名曰暑秽,俗曰热痧;炎风如箭,名曰暑风;病多晕厥,名曰暑厥;亦多咳血,名曰暑瘵。

卷二　和解剂

蒿芩清胆汤　和解胆经法　俞氏经验方

青蒿脑钱半至二钱　淡竹茹三钱　仙半夏钱半赤茯苓三钱　青子芩钱半至三钱　生枳壳钱半　陈广皮钱半　碧玉散滑石、甘草、青黛,包,三钱

卷二　清凉剂

羚角钩藤汤　凉熄肝风法　俞氏经验方

羚角片钱半,先煎　霜桑叶二钱　京川贝四钱,去心　鲜生地五钱　双钩藤三钱,后入　滁菊花三钱　茯神木三钱　生白芍三钱　生甘草八分　淡竹茹五钱,鲜刮,与羚角先煎代水

卷七　伤寒本证　大伤寒

邪传少阳腑证:寒轻热重,口苦膈闷,吐酸苦

水,或呕黄涎而黏,甚则干呕呃逆,胸胁胀疼,舌红苔白,间现杂色,或尖白中红,或边白中红,或尖红中白,或尖白根灰,或根黄中带黑,脉右弦滑,左弦数。此相火上逆,少阳腑病偏于半里证也。法当和解兼清,蒿芩清胆汤主之。

《三时伏气外感篇》

夫春温、夏热、秋凉、冬寒,四时之序也。春应温而反大寒,夏应热而反大凉,秋应凉而反大热,冬应寒而反大温,皆不正之乖气也。

春温一证,由冬令收藏未固,昔人以冬寒内伏,藏于少阴,入春发于少阳,以春木内应肝胆也。寒邪深伏,已经化热,昔贤以黄芩汤为主方,苦寒直清里热,热伏于阴,苦味坚阴,乃正治也。

风温者,春月受风,其气已温。《经》谓"春气病在头",治在上焦,肺位最高,邪必先伤。此手太阴气分先病,失治则入手厥阴心包络,血分亦伤。

盖足经顺传,如太阳传阳明,人皆知之;肺病失治,逆传心胞络,幼科多不知者。俗医见身热咳喘,不知肺病在上之旨,妄投荆、防、柴、葛,加入枳、朴、杏、苏、菔子、楂、麦、橘皮之属,辄云解肌消食。有见痰喘,便用大黄礞石滚痰丸,大便数行,上热愈结。幼稚谷少胃薄,表里苦辛化燥,胃汁已伤,复用大黄大苦沉降丸药,致脾胃阳和伤极,陡变惊痫,莫救者多矣。

夏暑发自阳明,古人以白虎汤为主方。

《温热经纬》

甘露消毒丹（一名普济解毒丹）

飞滑石十五两　绵茵陈十一两　淡黄芩十两
石菖蒲六两　川贝母　木通各五两　藿香　射干
连翘　薄荷　白豆蔻各四两

各药晒燥，生研细末，见火则药性变热。

每服三钱，开水调服，日二次。或以神曲糊丸，
如弹子大，开水化服。亦可。

雄按：此治湿温时疫之主方也。《六元正纪》：五运分
步，每年春分后十三日交二运。徵，火旺，天乃渐温。芒种
后十日交三运。宫，土旺，地乃渐湿。温湿蒸腾，更加烈日
之暑，烁石流金，人在气交之中，口鼻吸受其气，留而不去，
乃成湿温疫疠之病。而为发热倦怠，胸闷腹胀，肢酸咽肿，
斑疹身黄，颐肿口渴，溺赤便闭，吐泻疟痢，淋浊疮疡等证。
但看病患舌苔淡白，或厚腻，或干黄者，是暑湿热疫之邪尚
在气分。悉以此丹治之立效。并主水土不服诸病。

《随息居重订霍乱论》

连朴饮（王氏连朴饮）

治湿热蕴伏而成霍乱，兼能行食涤痰。

制厚朴二钱　川连姜汁炒　石菖蒲　制半夏各
一钱　香豉炒　焦栀各三钱　芦根二两

水煎温服。

《时病论》

芳香化浊法：治五月霉湿，并治秽浊之气。

藿香叶一钱　佩兰叶一钱　陈广皮一钱五分　制半夏一钱五分　大腹皮一钱，酒洗　厚朴八分，姜汁炒

加鲜荷叶三钱为引。

宣透膜原法：治湿疟寒甚热微，身痛有汗，肢重脘懑。

厚朴一钱，姜制　槟榔一钱五分　草果仁八分，煨　黄芩一钱，酒炒　粉甘草五分　藿香叶一钱　半夏一钱五分，姜制

加生姜三片为引。

《温热逢源》

卷下　论温病与伤寒病情不同治法各异

若夫温病，乃冬时寒邪，伏于少阴。迨春夏阳气内动，伏邪化而为热，由少阴而外出。如邪出太阳，亦见太阳经证，其头项强痛等象，亦与伤寒同。但伤寒里无郁热，故恶寒不渴，溲清无内热。温邪则标见于外，而热郁于内，虽外有表证，而里热先盛；口渴溲黄、尺肤热、骨节疼，种种内热之象，皆非伤寒所有。其见阳明、少阳，见证亦然。初起治法，即以清泄里热，导邪外达为主。与伤寒用药，一温一凉，却为对待。盖感寒随时即发，则为伤寒，其病

由表而渐传入里；寒邪郁久，化热而发，则为温病，其病由里而郁蒸外达。伤寒初起，决无里热见证；温邪初起，无不见里热之证。此伤寒、温病分证用药之大关键。临证时能从此推想，自然头头是道矣。

《医学三字经》

医学源流第一

医之始，本岐黄，

《灵枢》作，《素问》详，

《难经》出，更洋洋。

越汉季，有南阳，

六经辨，圣道彰，

《伤寒》著，《金匮》藏，

垂方法，立津梁。

李唐后，有《千金》，

《外台》继，重医林。

后作者，渐浸淫，

红紫色，郑卫音。

迨东垣，重脾胃，

温燥行，升清气，

虽未醇，亦足贵。

若河间，专主火，

遵之经，断自我，

一二方，奇而妥。

丹溪出，罕与俦，

阴宜补，阳勿浮，
杂病法，四字求。
若子和，主攻破，
中病良，勿太过。
四大家，声名噪，
必读书，错名号。
明以后，须酌量，
详而备，王肯堂。
薛氏按，说骑墙。
士材说，守其常。
景岳出，著新方。
石顽续，温补乡。
献可论，合二张。
诊脉法，濒湖昂。
数子者，各一长，
揆诸古，亦荒唐，
长沙室，尚彷徨。
惟韵伯，能宪章。
徐尤著，本喻昌。
大作者，推钱塘，
取法上，得慈航。

中风第二

人百病，首中风，
骤然得，八方通。
闭与脱，大不同，

开邪闭，续命雄，
固气脱，参附功。
顾其名，思其义，
若舍风，非其治。
火气痰，三子备，
不为中，名为类，
合而言，小家伎。
瘖喎斜，昏仆地，
急救先，柔润次，
填窍方，宗《金匮》。

虚痨第三

虚痨病，从何起，
七情伤，上损是，
归脾汤，二阳旨。
下损由，房帏迩，
伤元阳，亏肾水，
肾水亏，六味拟。
元阳伤，八味使，
各医书，伎止此。
甘药调，回生理，
建中汤，《金匮》轨，
薯蓣丸，风气弭，
蟅虫丸，干血已，
二神方，能起死。

咳嗽第四

　　气上呛，咳嗽生，
　　肺最重，胃非轻。
　　肺如钟，撞则鸣，
　　风寒入，外撞鸣，
　　痨损积，内撞鸣。
　　谁治外，六安行，
　　谁治内，虚痨程，
　　挟水气，小龙平，
　　兼郁火，小柴清，
　　姜细味，一齐烹，
　　长沙法，细而精。

疟疾第五

　　疟为病，属少阳，
　　寒与热，若回翔，
　　日一发，亦无伤，
　　三日作，势猖狂。
　　治之法，小柴方，
　　热偏盛，加清凉，
　　寒偏重，加桂姜，
　　邪气盛，去参良，
　　常山入，力倍强。
　　大虚者，独参汤，
　　单寒牝，理中匡，

单热瘅，白虎详。
法外法，辨微茫，
消阴翳，制阳光，
太仆注，慎勿忘。

痢证第六

湿热伤，赤白痢，
热胜湿，赤痢渍，
湿胜热，白痢坠，
调行箴，须切记。
芍药汤，热盛饵，
平胃加，寒湿试。
热不休，死不治，
痢门方，皆所忌。
桂葛投，鼓邪出，
外疏通，内畅遂，
嘉言书，独得秘，
《寓意》存，补《金匮》。

心腹痛胸痹第七

心胃疼，有九种，
辨虚实，明轻重，
痛不通，气血壅，
通不痛，调和奉。
一虫痛，乌梅丸；
二注痛，苏合研；

三气痛，香苏专；
四血痛，失笑先；
五悸痛，妙香诠；
六食痛，平胃煎；
七饮痛，二陈咽；
八冷痛，理中全；
九热痛，金铃痊。
腹中痛，照诸篇。
《金匮》法，可回天，
诸方论，要拳拳。
又胸痹，非偶然，
薤白酒，妙转旋，
虚寒者，建中填。

隔食反胃第八

隔食病，津液干，
胃脘闭，谷食难。
时贤法，左归餐，
胃阴展，贲门宽。
启膈饮，理一般，
推至理，冲脉干。
大半夏，加蜜安，
《金匮》秘，仔细看。
若反胃，实可叹，
朝暮吐，分别看，
乏火化，属虚寒，

吴萸饮，独附丸，
六君类，俱神丹。

气喘第九

喘促证，治分门，
卤莽辈，只贞元，
阴霾盛，龙雷奔。
实喘者，痰饮援，
葶苈饮，十枣汤，
青龙辈，撤其藩。
虚喘者，补而温，
桂苓类，肾气论。
平冲逆，泄奔豚，
真武剂，治其源。
金水母，主诸坤，
六君子，妙难言，
他标剂，忘本根。

血证第十

血之道，化中焦，
本冲任，中溉浇，
温肌腠，外逍遥，
六淫逼，经道摇，
宜表散，麻芍条。
七情病，溢如潮，
引导法，草姜调。

温摄法,理中超,
凉泻法,令瘀消,
赤豆散,下血标。
若黄土,实翘翘,
一切血,此方饶。

水肿第十一

水肿病,有阴阳,
便清利,阴水殃,
便短缩,阳水伤。
五皮饮,元化方,
阳水盛,加通防,
阴水盛,加桂姜。
知实肿,萝枳商,
知虚肿,参术良,
兼喘促,真武汤。
从俗好,别低昂,
五水辨,《金匮》详,
补天手,十二方,
肩斯道,勿炎凉。

胀满蛊胀第十二

胀为病,辨实虚,
气骤滞,七气疏,
满拒按,七物祛,
胀闭痛,三物锄。

若虚胀，且踌躇，
中央健，四旁如，
参竺典，大地舆。
单腹胀，实难除，
山风卦，指南车，
《易》中旨，费居诸。

暑证第十三

伤暑病，动静商。
动而得，热为殃；
六一散，白虎汤。
静而得，起贪凉。
恶寒象，热逾常，
心烦辨，切莫忘。
香薷饮，有专长，
大顺散，从症方，
生脉散，久服康。
东垣法，防气伤，
杂说起，道弗彰。
若精蕴，祖仲师，
太阳病，旨在兹。
经脉辨，标本歧。
临证辨，法外思，
方两出，大神奇。

泄泻第十四

湿气胜，五泻成。
胃苓散，厥功宏，
湿而热，连芩程，
湿而冷，萸附行，
湿挟积，曲楂迎，
虚兼湿，参附苓。
脾肾泻，近天明，
四神服，勿纷更。
恒法外，《内经》精，
肠脏说，得其情，
泻心类，特叮咛。

眩晕第十五

眩晕症，皆属肝，
肝风木，相火干，
风火动，两动搏，
头旋转，眼纷繁，
虚痰火，各分观，
究其旨，总一般。
痰火亢，大黄安，
上虚甚，鹿茸餐，
欲下取，求其端，
左归饮，正元丹。

呕哕吐第十六呃逆附

呕吐哕，皆属胃。

二陈加，时医贵，

《玉函经》，难仿佛，

小柴胡，少阳谓，

吴茱萸，平酸味。

食已吐，胃热沸，

黄草汤，下其气。

食不入，火堪畏，

黄连汤，为经纬。

若呃逆，代赭汇。

癫狂痫第十七

重阳狂，重阴癫，

静阴象，动阳宣。

狂多实，痰宜蠲，

癫虚发，石补天。

忽搐搦，痫病然，

五畜状，吐痰涎。

有生病，历岁年。

火气亢，芦荟平，

痰积痼，丹矾穿。

三证本，厥阴愆，

体用变，标本迁，

伏所主，所因先。

收散互，逆从连，
和中气，妙转旋，
悟到此，治立痊。

五淋癃闭赤白浊遗精第十八

五淋病，皆热结，
膏石劳，气与血。
五淋汤，是秘诀，
败精淋，加味啜，
外冷淋，肾气咽。
点滴无，名癃闭，
气道调，江河决，
上窍通，下窍泄，
外窍开，水源凿，
分利多，医便错。
浊又殊，窍道别，
前饮投，精愈涸，
肾套谈，理脾恪，
分清饮，佐黄柏，
心肾方，随补缀。
若遗精，另有设，
有梦遗，龙胆折，
无梦遗，十全设，
坎离交，亦不切。

疝气第十九

疝任病，归厥阴，

寒筋水，气血寻，

狐出入，癫顽麻，

专治气，景岳箴。

五苓散，加减斟，

茴香料，著医林，

痛不已，须洗淋。

痰饮第二十

痰饮源，水气作，

燥湿分，治痰略，

四饮名，宜斟酌，

参五脏，细量度，

补和攻，视强弱。

十六方，各凿凿，

温药和，博返约，

阴霾除，阳光灼。

滋润流，时医错。

真武汤，水归壑，

白散方，窥秘钥。

消渴第二十一

消渴证，津液干，

七味饮，一服安。

《金匮》法，别三般，
二阳病，治多端，
少阴病，肾气寒，
厥阴病，乌梅丸。
变通妙，燥热餐。

伤寒瘟疫第二十二

伤寒病，极变迁，
六经法，有真传。
头项痛，太阳编；
胃家实，阳明编；
眩苦呕，少阳编；
吐利痛，太阴编；
但欲寐，少阴编；
吐蛔渴，厥阴编。
长沙论，叹高坚，
存津液，是真诠，
汗吐下，温清悬，
补贵当，方而圆。
规矩废，甚于今，
二陈尚，九味寻，
香苏外，平胃临，
汗源涸，耗真阴，
邪传变，病日深，
目击者，实痛心，
医医法，脑后针。

若瘟疫，治相侔，
通圣散，两解求，
六法备，汗为尤，
达原饮，昧其由，
司命者，勿逐流。

妇人经产杂病第二十三

妇人病，四物良，
月信准，体自康。
渐早至，药宜凉，
渐迟至，重桂姜。
错杂至，气血伤，
归脾法，主二阳，
兼郁结，逍遥长。
种子者，即此详，
经闭塞，禁地黄。
孕三月，六君尝，
安胎法，寒热商。
难产者，保生方，
开交骨，归芎乡，
血大下，补血汤。
脚小指，艾火炀，
胎衣阻，失笑匡。
产后病，生化将，
合诸说，俱平常，
资顾问，亦勿忘。

精而密，长沙室，
妊娠篇，丸散七，
桂枝汤，列第一。
附半姜，功超轶，
内十方，皆法律。
产后篇，有神术，
小柴胡，首特笔，
竹叶汤，风痉疾，
阳旦汤，功与匹，
腹痛条，须详悉，
羊肉汤，疗痛谧，
痛满烦，求枳实，
著脐痛，下瘀吉，
痛而烦，里热窒，
攻凉施，毋固必。
杂病门，还熟读，
二十方，效俱速，
随证详，难悉录，
惟温经，带下服，
甘麦汤，脏躁服，
药到咽，效可卜，
道中人，须造福。

小儿第二十四

小儿病，多伤寒，
稚阳体，邪易干。

凡发热，太阳观，
热未已，变多端，
太阳外，仔细看，
遵法治，危而安。
若吐泻，求太阴，
吐泻甚，变风淫，
慢脾说，即此寻。
阴阳证，二太擒，
千古秘，理蕴深。
即痘疹，此传心，
谁同志，度金针。

《濒湖脉学》

第一部分：二十七种脉象

浮

浮脉，举之有余，按之不足（《脉经》）。如微风吹鸟背上毛，厌厌聂聂（轻泛貌），如循榆荚（《素问》），如水漂木（崔氏），如捻葱叶（黎氏）。

【体状诗】浮脉惟从肉上行，如循榆荚似毛轻；三秋得令知无恙，久病逢之却可惊。

【相类诗】浮如木在水中浮，浮大中空乃是芤；拍拍而浮是洪脉，来时虽盛去悠悠。浮脉轻平似捻葱，虚来迟大豁然空；浮而柔细方为濡，散似杨花无定踪。

【主病诗】浮脉为阳表病居，迟风数热紧寒拘；浮而有力多风热，无力而浮是血虚。寸浮头痛眩生风，或有风痰聚在胸；关上土衰兼木旺，尺中溲便不流通。

沉

沉脉，重手按至筋骨乃得（《脉经》）。如绵裹砂，内刚外柔（杨氏）。如石投水，必极其底。

【体状诗】水行润下脉来沉，筋骨之间软滑匀；女子寸兮男子尺，四时如此号为平。

【相类诗】沉帮筋骨自调匀，伏则推筋着骨寻；沉细如绵真弱脉，弦长实大是牢形。

【主病诗】沉潜水蓄阴经病，数热迟寒滑有痰。无力而沉虚与气，沉而有力积并寒。寸沉痰郁水停胸，关主中寒痛不通。尺部浊遗并泄痢，肾虚腰及下元痌（同"恫"，痛苦义，读作 tōng）。

迟

迟脉，一息三至，去来极慢（《脉经》）。

【体状诗】迟来一息至惟三，阳不胜阴气血寒。但把浮沉分表里，消阴须益火之源。

【相类诗】脉来三至号为迟，小驶（通"快"，读作 kuài）于迟作缓持。迟细而难知是涩，浮而迟大以虚推。

【主病诗】迟司脏病或多痰，沉痼癥瘕仔细看。有力而迟为冷痛，迟而无力定虚寒。寸迟必是上焦寒，关主中寒痛不堪。尺是肾虚腰脚重，溲便不禁疝牵丸。

数

数脉，一息六至（《脉经》）。脉流薄疾（《素问》）。

【体状诗】数脉息间常六至，阴微阳盛必狂烦。浮沉表里分虚实，惟有儿童作吉看。

【相类诗】数比平人多一至，紧来如数似弹绳。

数而时止名为促，数在关中动脉形。

【主病诗】数脉为阳热可知，只将君相火来医。实宜凉泻虚温补，肺病秋深却畏之。寸数咽喉口舌疮，吐红咳嗽肺生疡。当关胃火并肝火，尺属滋阴降火汤。

滑

滑脉，往来前却，流利展转，替替然如珠之应指（《脉经》）。漉漉如欲脱。

【体状相类诗】滑脉如珠替替然，往来流利却还前。莫将滑数为同类，数脉惟看至数间。

【主病诗】滑脉为阳元气衰，痰生百病食生灾。上为吐逆下蓄血，女脉调时定有胎。寸滑膈痰生呕吐，吞酸舌强或咳嗽。当关宿食肝脾热，渴痢癩（tuí）淋看尺部。

涩

涩脉，细而迟，往来难，短且散，或一止复来（《脉经》）。参伍不调（《素问》）。如轻刀刮竹（《脉诀》）。如雨沾沙（通真子）。如病蚕食叶。

【体状诗】细迟短涩往来难，散止依稀应指间。如雨沾沙容易散，病蚕食叶慢而艰。

【相类诗】参伍不调名曰涩，轻刀刮竹短而难。微似秒芒微软甚，浮沉不别有无间。

【主病诗】涩缘血少或伤精，反胃亡阳汗雨淋。寒湿入营为血痹，女人非孕即无经。寸涩心虚痛对胸，胃虚胁胀察关中。尺为精血俱伤候，肠结溲淋或下红。

虚

虚脉，迟大而软，按之无力，隐指豁豁然空（《脉经》）。

【体状相类诗】举之迟大按之松，脉状无涯类谷空。莫把芤虚为一例，芤来浮大似慈葱。

【主病诗】脉虚身热为伤暑，自汗怔忡惊悸多。发热阴虚须早治，养营益气莫蹉跎。血不荣心寸口虚，关中腹胀食难舒。骨蒸痿痹伤精血，却在神门两部居。

实

实脉，浮沉皆得，脉大而长，微弦，应指幅（bì）幅然（《脉经》）。

【体状诗】浮沉皆得大而长，应指无虚幅幅强。热蕴三焦成壮火，通肠发汗始安康。

【相类诗】实脉浮沉有力强，紧如弹索转无常。须知牢脉帮筋骨，实大微弦更带长。

【主病诗】实脉为阳火郁成，发狂谵语吐频频。或为阳毒或伤食。大便不通或气疼。寸实应知面热风，咽疼舌强气填胸。当关脾热中宫满，尺实腰肠痛不通。

长

长脉，不小不大，迢迢自若（朱氏）。如循长竿末梢，为平；如引绳，如循长竿，为病（《素问》）。

【体状诗】过于本位脉名长，弦则非然但满张。

弦脉与长争较远,良工尺度自能量。

【主病诗】长脉迢迢大小匀,反常为病似牵绳。若非阳毒癫痫病,即是阳明热势深。

短

短脉,不及本位(《脉诀》)。应指而回,不能满部(《脉经》)。

【体状相类诗】两头缩缩名为短,涩短迟迟细且难。短涩而浮秋喜见,三春为贼有邪干。

【主病诗】短脉惟于尺寸寻,短而滑数酒伤神。浮为血涩沉为痞,寸主头疼尺腹痛。

洪

洪脉,指下极大(《脉经》)。来盛去衰(《素问》)。来大去长(通真子)。

【体状诗】脉来洪盛去还衰,满指滔滔应夏时。若在春秋冬月分,升阳散火莫狐疑。

【相类诗】洪脉来时拍拍然,去衰来盛似波澜。欲知实脉参差处,举按弦长愊愊坚。

【主病诗】脉洪阳盛血应虚,相火炎炎热病居。胀满胃翻须早治,阴虚泄痢可踌躇。寸洪心火上焦炎,肺脉洪时金不堪。肝火胃虚关内察,肾虚阴火尺中看。

微

微脉,极细而软,按之如欲绝,若有若无(《脉经》）。细而稍长（戴氏）。

【体状相类诗】微脉轻微瀎（pǐ）瀎乎，按之欲绝有如无。微为阳弱细阴弱，细比于微略较粗。

【主病诗】气血微兮脉亦微，恶寒发热汗淋漓。男为劳极诸虚候，女作崩中带下医。寸微气促或心惊，关脉微时胀满形。尺部见之精血弱，恶寒消瘅痛呻吟。

紧

紧脉，来往有力，左右弹人手（《素问》）。如转索无常（仲景），数如切绳（《脉经》），如纫算（指竹筱，读作 pái）线（丹溪）。

【体状诗】举如转索切如绳，脉象因之得紧名。总是寒邪来作寇，内为腹痛外身疼。

【相类诗】见弦、实。

【主病诗】紧为诸痛主于寒，喘咳风痫吐冷痰；浮紧表寒须发越，紧沉温散自然安。寸紧人迎气口分，当关心腹痛沉沉；尺中有紧为阴冷，定是奔豚与疝疼。

缓

缓脉，去来小驶于迟（《脉经》）。一息四至（戴氏）。如丝在经，不卷其轴，应指和缓，往来甚匀（张太素）。如初春杨柳舞风之象（杨玄操）。如微风轻飐（zhǎn）柳梢（滑伯仁）。

【体状诗】缓脉阿阿四至通，柳梢袅袅飐轻风；

欲从脉里求神气，只在从容和缓中。

【相类诗】见迟脉。

【主病诗】缓脉营衰卫有余，或风或湿或脾虚。上为项强下痿痹，分别浮沉大小区。寸缓风邪项背拘，关为风眩胃家虚。神门濡泄或风秘，或是蹒跚足力迂。

芤

芤脉，浮大而软，按之中央空，两边实（《脉经》）。中空外实，状如慈葱。

【体状诗】芤形浮大软如葱，边实须知内已空。火犯阳经血上溢，热侵阴络下流红。

【相类诗】中空旁实乃为芤，浮大而迟虚脉呼。芤更带弦名曰革，芤为失血革血虚。

【主病诗】寸芤积血在于胸，关里逢芤肠胃痈。尺部见之多下血，赤淋红痢漏崩中。

弦

弦脉，端直以长（《素问》），如张弓弦（《脉经》），按之不移，绰绰如按琴瑟弦（巢氏）。状若筝弦（《脉诀》）。从中直过，挺然指下（《刊误》）。

【体状诗】弦脉迢迢端直长，肝经木旺土应伤。怒气满胸常欲叫，翳（yì）蒙瞳子泪淋浪。

【相类诗】弦来端直似丝弦，紧则如绳左右弹。紧言其力弦言象，牢脉弦长沉伏间。

【主病诗】弦应东方肝胆经，饮痰寒热疟缠身。

浮沉迟数须分别，大小单双有重轻。寸弦头痛膈多痰，寒热癥瘕察左关。关右胃寒心腹痛，尺中阴疝脚拘挛。

革

革脉，弦而芤（仲景），如按鼓皮（丹溪）。

【体状主病诗】革脉形如按鼓皮，芤弦相合脉寒虚。女人半产并崩漏，男子营虚或梦遗。

【相类诗】见芤、牢。

牢

牢脉，似沉似伏，实大而长，微弦（《脉经》）。

【体状相类诗】弦长实大脉牢坚，牢位常居沉伏间。革脉芤弦自浮起，革虚牢实要详看。

【主病诗】寒则牢坚里有余，腹心寒痛木乘脾。疝癫癥瘕何愁也，失血阴虚却忌之。

濡

濡脉，极软而浮细，如帛在水中，轻手相得，按之无有（《脉经》），如水上浮沤（ōu）。

【体状诗】濡形浮细按须轻，水面浮绵力不禁。病后产中犹有药，平人若见是无根。

【相类诗】浮而柔细知为濡，沉细而柔作弱持。微则浮微如欲绝，细来沉细近于微。

【主病诗】濡为亡血阴虚病，髓海丹田暗已亏。汗雨夜来蒸入骨，血山崩倒湿侵脾。寸濡阳微自汗多，关中其奈气虚何。尺伤精血虚寒甚，温补真阴可起疴（kē）。

弱

弱脉，极软而沉细，按之乃得，举手无有（《脉经》）。

【体状诗】弱来无力按之柔，柔细而沉不见浮。阳陷入阴精血弱，白头犹可少年愁。

【相类诗】见濡脉。

【主病诗】弱脉阴虚阳气衰，恶寒发热骨筋痿。多惊多汗精神减，益气调营急早医。寸弱阳虚病可知，关为胃弱与脾衰。欲求阳陷阴虚病，须把神门两部推。

散

散脉，大而散。有表无里（《脉经》）。涣漫不收（崔氏）。无统纪，无拘束，至数不齐，或来多去少，或去多来少。涣散不收，如杨花散漫之象（柳氏）。

【体状诗】散似杨花散漫飞，去来无定至难齐。产为生兆胎为堕，久病逢之不必医。

【相类诗】散脉无拘散漫然，濡来浮细水中绵。浮而迟大为虚脉，芤脉中空有两边。

【主病诗】左寸怔忡右寸汗，溢饮左关应软散。右关软散胻（héng）胕（fú）肿，散居两尺魂应断。

细

细脉，小于微而常有，细直而软，若丝线之应指（《脉经》）。

【体状诗】细来累累细如丝，应指沉沉无绝期。春夏少年俱不利，秋冬老弱却相宜。

【相类诗】见微、濡。

【主病诗】细脉萦萦血气衰，诸虚劳损七情乖。若非湿气侵腰肾，即是伤精汗泄来。寸细应知呕吐频，入关腹胀胃虚形。尺逢定是丹田冷，泄痢遗精号脱阴。

伏

伏脉，重按著骨，指下裁动（《脉经》）。脉行筋下（《刊误》）。

【体状诗】伏脉推筋著骨寻，指间裁动隐然深。伤寒欲汗阳将解，厥逆脐疼证属阴。

【相类诗】见沉脉。

【主病诗】伏为霍乱吐频频，腹痛多缘宿食停。蓄饮老痰成积聚，散寒温里莫因循。食郁胸中双寸伏，欲吐不吐常兀（wù）兀。当关腹痛困沉沉，关后疝疼还破腹。

动

动脉，动乃数脉，见于关，上下无头尾，如豆大，厥厥动摇。

【体状诗】动脉摇摇数在关，无头无尾豆形团。其原本是阴阳搏，虚者摇兮胜者安。

【主病诗】动脉专司痛与惊，汗因阳动热因阴。或为泄痢拘挛病，男子亡精女子崩。

促

促脉，来去数，时一止复来（《脉经》）。如蹶之趣，徐疾不常（黎氏）。

【体状诗】促脉数而时一止，此为阳极欲亡阴。三焦郁火炎炎盛，进必无生退可生。

【相类诗】见代脉。

【主病诗】促脉惟将火病医，其因有五细推之。时时喘咳皆痰积，或发狂斑与毒疽。

结

结脉，往来缓，时一止复来（《脉经》）。

【体状诗】结脉缓而时一止，独阴偏胜欲亡阳。浮为气滞沉为积，汗下分明在主张。

【相类诗】见代脉。

【主病诗】结脉皆因气血凝，老痰结滞苦沉吟。内生积聚外痈肿，疝瘕为殃病属阴。

代

代脉，动而中止，不能自还，因而复动（仲景）。脉至还入尺，良久方来（吴氏）。

【体状诗】动而中止不能还，复动因而作代看。病者得之犹可疗，平人却与寿相关。

【相类诗】数而时止名为促，缓止须将结脉呼。止不能回方是代，结生代死自殊途。

【主病诗】代脉原因脏气衰，腹痛泄痢下元亏。或为吐泻中宫病，女子怀胎三月兮。

第二部分：四言举要

经脉与脉气

脉乃血派，气血之先，血之隧道，气息应焉。

其象法地，血之府也，心之合也，皮之部也。

资始于肾，资生于胃，阳中之阴，本乎营卫。

营者阴血，卫者阳气，营行脉中，卫行脉外。

脉不自行，随气而至，气动脉应，阴阳之义。

气如橐（tuó）籥（yuè），血如波澜，血脉气息，上下循环。

十二经中，皆有动脉，惟手太阴，寸口取决。

此经属肺，上系吭（háng）嗌（yì），脉之大会，息之出入。

一呼一吸，四至为息，日夜一万，三千五百。

一呼一吸，脉行六寸，日夜八百，十丈为准。

部位、诊法

初持脉时，令仰其掌，掌后高骨，是谓关上。

关前为阳，关后为阴，阳寸阴尺，先后推寻。

心肝居左，肺脾居右，肾与命门，居两尺部。

魂魄谷神，皆见寸口，左主司官，右主司府。

左大顺男，右大顺女，本命扶命，男左女右。

关前一分，人命之主，左为人迎，右为气口。

神门决断，两在关后，人无二脉，病死不愈。

男女脉同，惟尺则异，阳弱阴盛，反此病至。

脉有七诊，曰浮中沉，上下左右，消息求寻。

又有九候，举按轻重，三部浮沉，各候五动。

寸候胸上，关候膈下，尺候于脐，下至跟踝。
左脉候左，右脉候右，病随所在，不病者否。

五脏平脉

浮为心肺，沉为肾肝，脾胃中州，浮沉之间。
心脉之浮，浮大而散；肺脉之浮，浮涩而短；
肝脉之沉，沉而弦长；肾脉之沉，沉实而濡；
脾胃属土，脉宜和缓；命为相火，左寸同断。
春弦夏洪，秋毛冬石，四季和缓，是谓平脉。
太过实强，病生于外，不及虚微，病生于内。
春得秋脉，死在金日，五脏准此，推之不失。
四时百病，胃气为本，脉贵有神，不可不审。

辨脉提纲

调停自气，呼吸定息，四至五至，平和之则。
三至为迟，迟则为冷；六至为数，数即热证。
转迟转冷，转数转热，迟数既明，浮沉当别。
浮沉迟数，辨内外因，外因于天，内因于人。
天有阴阳，风雨晦冥，人喜怒忧，思悲恐惊。
外因之浮，则为表证，沉里迟阴，数则阳盛。
内因之浮，虚风所为，沉气迟冷，数热何疑。
浮数表热，沉数里热，浮迟表虚，沉迟冷结。
表里阴阳，风气冷热，辨内外因，脉证参别。
脉理浩繁，总括于四，既得提纲，引申触类。

诸脉形态

浮脉法天，轻手可得，泛泛在上，如水漂木。
有力洪大，来盛去悠；无力虚大，迟而且柔；
虚甚则散，涣漫不收；有边无中，其名曰芤；

浮小为濡，绵浮水面；濡甚则微，不任寻按。

沉脉法地，近于筋内，深深在下，沉极为伏；

有力为牢，实大弦长；牢甚则实，愊愊而强；

无力为弱，柔小如绵；弱甚则细，如蛛丝然。

迟脉属阴，一息三至，小驶于迟，缓不及四，

二损一败，病不可治，两息夺精，脉已无气。

浮大虚散，或见芤革，浮小濡微，沉小细弱。

迟细为涩，往来极难，易散一止，止而复还。

结则来缓，止而复来，代则来缓，止不能回。

数脉属阳，六至一息，七疾八极，九至为脱。

浮大者洪，沉大牢实；往来流利，是谓之滑；

有力为紧，弹如转索；数见寸口，有止为促；

数见关中，动脉可候，厥厥动摇，状如小豆。

长则气治，过于本位，长而端直，弦脉应指。

短则气病，不能满部，不见于关，惟尺寸候。

诸脉主病

一脉一形，各有主病，数脉相兼，则见诸证。

浮脉主表，里必不足，有力风热，无力血弱。

浮迟风虚，浮数风热，浮紧风寒，浮缓风湿，

浮虚伤暑，浮芤失血，浮洪虚火，浮微劳极，

浮濡阴虚，浮散虚剧，浮弦痰饮，浮滑痰热。

沉脉主里，主寒主积，有力痰食，无力气郁，

沉迟虚寒，沉数热伏，沉紧冷痛，沉缓水蓄，

沉牢痼冷，沉实热极：沉弱阴虚，沉细痹湿，

沉弦饮痛，沉滑宿食，沉伏吐利，阴毒聚积。

迟脉主脏，阳气伏潜，有力为痛，无力虚寒。

数脉主腑，主吐主狂，有力为热，无力为疮。

滑脉主痰，或伤于食，下为蓄血，上为吐逆。

涩脉少血，或中寒湿，反胃结肠，自汗厥逆。

弦脉主饮，病属胆肝，弦数多热，弦迟多寒，

浮弦支饮，沉弦悬饮，阳弦头痛，阴弦腹痛。

紧脉主寒，又主诸痛，浮紧表寒，沉紧里痛。

长脉气平，短脉气病，细则气少，大则病进，

浮长风痫，沉短宿食，血虚脉虚，气实脉实。

洪脉为热，其阴则虚。细脉为湿，其血则虚。

缓大者风，缓细者湿，缓涩血少，缓滑内热。

濡小阴虚，弱小阳竭，阳竭恶寒，阴虚发热。

阳微恶寒，阴微发热，男微虚损，女微泻血。

阳动汗出，阴动发热，为痛为惊，崩中失血。

虚寒相搏，其名曰革，男子失精，女子失血。

阳盛则促，肺痈阳毒，阳盛则结，疝瘕积郁。

代则气衰，或泄脓血，伤寒心悸，女胎三月。

杂病脉象

脉之主病，有宜不宜，阴阳顺逆，凶吉可推。

中风浮缓，急实则忌，浮滑中痰，沉迟中气。

尸厥沉滑，卒不知人，入脏身冷，入腑身温。

风伤于卫，浮缓有汗；寒伤于营，浮紧无汗；

暑伤于气，脉虚身热；湿伤于血，脉缓细涩。

伤寒热病，脉喜浮洪，沉微涩小，证反必凶。

汗后脉静，身凉则安，汗后脉躁，热甚必难。

阳病见阴，病必危殆，阴病见阳，虽困无害。

上不至关，阴气已绝，下不至关，阳气已竭。

代脉止歇，脏绝倾危。散脉无根，形损难医。
饮食内伤，气口急滑。劳倦内伤，脾脉大弱。
欲知是气，下手脉沉，沉极则伏，涩弱久深。
火郁多沉，滑痰紧食，气涩血芤，数火细湿。
滑主多痰，弦主留饮。热则滑数，寒则弦紧。
浮滑兼风，沉滑兼气，食伤短疾，湿留濡细。
疟脉自弦，弦数者热，弦迟者寒，代散者折。
泄泻下痢，沉小滑弱；实大浮洪，发热则恶。
呕吐反胃，浮滑者昌，弦数紧涩，结肠者亡。
霍乱之候，脉代勿讶；厥逆迟微，是则可怕。
咳嗽多浮，聚肺关胃。沉紧小危，浮濡易治。
喘急息肩，浮滑者顺；沉涩肢寒，散脉逆证。
病热有火，洪数可医，沉微无火，无根者危。
骨蒸发热，脉数而虚，热而涩小，必殒其躯。
劳极诸虚，浮软微弱，土败双弦，火炎急数。
诸病失血，脉必见芤，缓小可喜，数大可忧。
瘀血内蓄，却宜牢大，沉小涩微，反成其害。
遗精白浊，微涩而弱，火盛阴虚，芤濡洪数。
三消之脉，浮大者生；细小微涩，形脱可惊。
小便淋闭，鼻头色黄，涩小无血，数大何妨。
大便燥结，须分气血，阳数而实，阴迟而涩。
癫乃重阴，狂乃重阳，浮洪吉兆，沉急凶殃。
痫脉宜虚，实急者恶，浮阳沉阴，滑痰数热。
喉痹之脉，数热迟寒。缠喉走马，微伏则难。
诸风眩运，有火有痰，左涩死血，右大虚看。
头痛多弦，浮风紧寒，热洪湿细，缓滑厥痰。

气虚弦软，血虚微涩，肾厥弦坚，真痛短涩。
心腹之痛，其类有九，细迟从吉，浮大延久。
疝气弦急，积聚在里，牢急者生，弱急者死。
腰痛之脉，多沉而弦，兼浮者风，兼紧者寒。
弦滑痰饮，濡细肾著，大乃肾虚，沉实闪朒。
脚气有四，迟寒数热，浮滑者风，濡细者湿。
痿病肺虚，脉多微缓，或涩或紧，或细或软。
风寒湿气，合而为痹，浮涩而紧，三脉乃备。
五疸实热，脉必洪数；涩微属虚，切忌发渴。
脉得诸沉，责其有水；浮气与风，沉石或里。
沉数为阳，沉迟为阴；浮大出厄，虚小可惊。
胀满脉弦，土制于木；湿热数洪，阴寒迟弱。
浮为虚满，紧则中实；浮大可治，虚小危极。
五脏为积，六腑为聚，实强者生；沉细者死。
中恶腹胀，紧细者生，脉若浮大，邪气已深。
痈疽浮散，恶寒发热，若有痛处，痈疽所发。
脉数发热，而痛者阳。不数不热，不疼阴疮。
未溃痈疽，不怕洪大，已溃痈疽，洪大可怕。
肺痈已成，寸数而实。肺痿之形，数而无力。
肺痈色白，脉宜短涩，不宜浮大，唾糊呕血。
肠痈实热，滑数可知，数而不热，关脉芤虚。
微涩而紧，未脓当下，紧数脓成，切不可下。

妇儿脉法

妇人之脉，以血为本，血旺易胎，气旺难孕。
少阴动甚，谓之有子，尺脉滑利，妊娠可喜。
滑疾不散，胎必三月，但疾不散，五月可别。

左疾为男，右疾为女。女腹如箕，男腹如釜。
欲产之脉，其至离经，水下乃产，未下勿惊。
新产之脉，缓滑为吉，实大弦牢，有证则逆。
小儿之脉，七至为平，更察色证，与虎口纹。

奇经八脉诊法

奇经八脉，其诊又别。直上直下，浮则为督，
牢则为冲，紧则任脉。寸左右弹，阳跷可决；
尺左右弹，阴跷可别。关左右弹，带脉当决。
尺外斜上，至寸阴维；尺内斜上，至寸阳维。
督脉为病，脊强癫痫；任脉为病，七疝瘕坚；
冲脉为病，逆气里急；带主带下，脐痛精失；
阳维寒热，目弦僵仆；阴维心痛，胸胁刺筑；
阳跷为病，阳缓阴急；阴跷为病，阴缓阳急。
癫痫瘛疭，寒热恍惚，八脉脉证，各有所属。
平人无脉，移于外络，兄位弟乘，阳溪列缺。

真脏绝脉

病脉既明，吉凶当别。经脉之外，又有真脉。
肝绝之脉，循刀责责。心绝之脉，转豆躁疾。
脾则雀啄，如屋之漏，如水之流，如杯之覆。
肺绝如毛，无根萧索，麻子动摇，浮波之合。
肾脉将绝，至如省客，来如弹石，去如解索。
命脉将绝，虾游鱼翔。至如涌泉，绝在膀胱。
真脉既形，胃已无气。参察色证，断之以臆。

《药性歌括》

诸药之性，各有奇功，温凉寒热，补泻宣通。
君臣佐使，运用于衷，相反畏恶，立见吉凶。
人参味甘，大补元气，止渴生津，调荣养卫。
黄芪性温，收汗固表，托疮生肌，气虚莫少。
白术甘温，健脾强胃，止泻除湿，兼祛痰痞。
茯苓味淡，渗湿利窍，白化痰涎，赤通水道。
甘草甘温，调和诸药，炙则温中，生则泻火。
当归甘温，生血补心，扶虚益损，逐瘀生新。
白芍酸寒，能收能补，泻痢腹痛，虚寒勿与。
赤芍酸寒，能泻能散，破血通经，产后勿犯。
生地微寒，能消湿热，骨蒸烦劳，兼消破血。
熟地微温，滋肾补血，益髓填精，乌须黑发。
麦门甘寒，解渴祛烦，补心清肺，虚热自安。
天门甘寒，能治肺痈，消痰止嗽，喘热有功。
黄连味苦，泻心除痞，清热明眸，厚肠止痢。
黄芩苦寒，枯泻肺火，子清大肠，湿热皆可。
黄柏苦寒，降火滋阴，骨蒸湿热，下血堪任。
栀子性寒，解郁除烦，吐衄胃痛，火降小便。
连翘苦寒，能消痈毒，气聚血凝，湿热堪逐。
石膏大寒，能泻胃火，发渴头疼，解肌立妥。

滑石沉寒，滑能利窍，解渴除烦，湿热可疗。

贝母微寒，止嗽化痰，肺痈肺痿，开郁除烦。

大黄苦寒，实热积聚，蠲痰润燥，疏通便闭。

柴胡味苦，能泻肝火，寒热往来，疟疾均可。

前胡微寒，宁嗽化痰，寒热头痛，痞闷能安。

升麻性寒，清胃解毒，升提下陷，牙痛可逐。

桔梗味苦，疗咽肿痛，载药上升，开胸利壅。

紫苏叶辛，风寒发表，梗下诸气，消除胀满。

麻黄味辛，解表出汗，身热头痛，风寒发散。

葛根味甘，祛风发散，温疟往来，止渴解酒。

薄荷味辛，最清头目，祛风化痰，骨蒸宜服。

防风甘温，能除头晕，骨节痹疼，诸风口噤。

荆芥味辛，能清头目，表汗祛风，治疮消瘀。

细辛辛温，少阴头痛，利窍通关，风湿皆用。

羌活微温，祛风除湿，身痛头疼，舒筋活血。

独活辛苦，颈项难舒，两足湿痹，诸风能除。

知母味苦，热渴能除，骨蒸有汗，痰咳皆舒。

白芷辛温，阳明头痛，风热瘙痒，排脓通用。

藁本气温，除头巅顶，寒湿可祛，风邪可屏。

香附辛苦，快气开郁，止痛调经，更消宿食。

乌药辛温，心腹胀痛，小便滑数，顺气通用。

枳实味苦，消食除痞，破积化痰，冲墙倒壁。

枳壳微温，快气宽肠，胸中气结，胀满堪尝。

白蔻辛温，能祛瘴翳，益气调元，止呕和胃。

青皮苦温，能攻气滞，削坚平肝，安胃下食。

橘皮苦温，顺气宽膈，留白和胃，消痰去白。

苍术苦温，健脾燥湿，发汗宽中，更祛瘴疫。

厚朴苦温，消胀泄满，痰气泻痢，其功不缓。

南星性热，能治风痰，破伤强直，风搐自安。

半夏味辛，健脾燥湿，痰厥头疼，嗽呕堪入。

藿香辛温，能止呕吐，发散风寒，霍乱为主。

槟榔辛温，破气杀虫，祛痰逐水，专除后重。

腹皮微温，能下膈气，安胃健脾，浮肿消去。

香薷味辛，伤暑便涩，霍乱水肿，除烦解热。

扁豆微温，转筋吐泻，下气和中，酒毒能化。

猪苓味淡，利水通淋，消肿除湿，多服损肾。

泽泻甘寒，消肿止渴，除湿通淋，阴汗自遏。

木通性寒，小肠热闭，利窍通经，最能导滞。

车前子寒，溺涩眼赤，小便能通，大便能实。

地骨皮寒，解肌退热，有汗骨蒸，强阴凉血。

木瓜味酸，湿肿脚气，霍乱转筋，足膝无力。

威灵苦温，腰膝冷痛，消痰痃癖，风湿皆用。

牡丹苦寒，破血通经，血分有热，无汗骨蒸。

玄参苦寒，清无根火，消肿骨蒸，补肾亦可。

沙参甘苦，消肿排脓，补肝益肺，退热除风。

丹参味苦，破积调经，生新去恶，祛除带崩。

苦参味苦，痈肿疮疥，下血肠风，眉脱赤癞。

龙胆苦寒，疗眼赤疼，下焦湿肿，肝经热烦。

五加皮温，祛痛风痹，健步坚筋，益精止沥。

防己气寒，风湿脚痛，热积膀胱，消痈散肿。

地榆沉寒，血热堪用，血痢带崩，金疮止痛。

茯神补心，善镇惊悸，恍惚健忘，兼除怒恚。

远志气温，能驱惊悸，安神镇心，令人多记。

酸枣味酸，敛汗驱烦，多眠用生，不眠用炒。

菖蒲性温，开心利窍，去痹除风，出声至妙。

柏子味甘，补心益气，敛汗润肠，更疗惊悸。

益智辛温，安神益气，遗溺遗精，呕逆皆治。

甘松味香，善除恶气，开郁醒脾，心腹痛已。

小茴性温，能除疝气，腹痛腰疼，调中暖胃。

大茴味辛，疝气脚气，肿痛膀胱，止呕开胃。

干姜味辛，表解风寒，炮苦逐冷，虚热尤堪。

附子辛热，性走不守，四肢厥冷，回阳功有。

川乌大热，搜风入骨，湿痹寒疼，破积之物。

木香微温，散滞和胃，诸风能调，行肝泻肺。

沉香降气，暖胃追邪，通天彻地，卫气为佳。

丁香辛热，能除寒呕，心腹疼痛，温胃可晓。

砂仁性温，养胃进食，止痛安胎，通经破滞。

荜澄茄辛，除胀化食，消痰止哕，逐寒暖胃。

肉桂辛热，善通血脉，腹痛虚寒，温补可得。

桂枝小梗，横行手臂，止汗舒筋，治手足痹。

吴萸辛热，能调疝气，心腹寒疼，酸水能治。

延胡气温，心腹卒痛，通经活血，跌扑血崩。

薏苡味甘，专除湿痹，筋节拘挛，肺痈肺痿。

肉蔻辛温，脾胃虚冷，泻痢不休，功可立等。

草蔻辛温，治寒犯胃，作痛呕吐，不食能食。

诃子味苦，涩肠止痢，痰嗽喘急，降火敛肺。

草果味辛，消食除胀，截疟逐痰，解瘟辟瘴。

常山苦寒，截疟除痰，解伤寒热，水胀能宽。

良姜性热，下气温中，转筋霍乱，酒食能攻。

山楂味甘，磨消肉食，疗疝催疮，消膨健胃。

神曲味甘，开胃进食，破积逐痰，调中下气。

麦芽甘温，能消宿食，心腹膨胀，行血散滞。

苏子味辛，驱痰降气，止咳定喘，更润心肺。

白芥子辛，专化胁痰，疟蒸痞块，服之能安。

甘遂苦寒，破癥消痰，面浮蛊胀，利水能安。

大戟苦寒，消水利便，腹胀癥坚，其功瞑眩。

芫花寒苦，能消胀蛊，利水泻湿，止咳痰吐。

商陆苦寒，赤白各异，赤者消风，白利水气。

海藻咸寒，消瘿散疬，除胀破癥，利水通闭。

牵牛苦寒，利水消肿，蛊胀痃癖，散滞除壅。

葶苈辛苦，利水消肿，痰咳癥瘕，治喘肺痈。

瞿麦苦寒，专治淋病，清热破血，通经立应。

三棱味苦，利血消癖，气滞作痛，虚者当忌。

五灵味甘，血痢腹痛。止血用炒，行血用生。

莪术温苦，善破痃癖，止痛消瘀，通经最宜。

干漆辛温，通经破瘕，追积杀虫，效如奔马。

蒲黄味甘，逐瘀止崩，补血须炒，破血用生。

苏木甘咸，能行积血，产后月经，兼治扑跌。

桃仁甘平，能润大肠，通经破瘀，血瘕堪尝。

姜黄味辛，消痈破血，心腹结痛，下气最捷。

郁金味苦，破血生肌，血淋溺血，郁结能舒。

金银花甘，疗痈无对，未成则散，已成则溃。

漏芦性寒，去恶疮毒，补血排脓，生肌长肉。

蒺藜味苦，疗疮瘙痒，白癜头疮，翳除目朗。

白及味苦，功专收敛，肿毒疮疡，外科最善。

蛇床辛苦，下气温中，恶疮疥癞，逐瘀祛风。

天麻味甘，能驱头眩，小儿惊痫，拘挛瘫痪。

白附辛温，治面百病，血痹风疮，中风痰湿。

全蝎味辛，祛风痰毒，口眼㖞斜，风痫发搐。

蝉蜕甘寒，消风定惊，杀疳除热，退翳侵睛。

僵蚕味咸，诸风惊痫，湿痰喉痹，疮毒瘢痕。

蜈蚣味辛，蛇虺恶毒，止痉除邪，祛风逐瘀。

木鳖甘寒，能追疮毒，乳痈腰疼，消肿最速。

蜂房咸苦，惊痫瘛疭，牙疼肿毒，瘰疬乳痈。

花蛇温毒，瘫痪㖞斜，大风疥癞，诸毒称佳。

蛇蜕辟恶，能除翳膜，肠痔蛊毒，惊痫搐搦。

槐花味苦，痔漏肠风，大肠热痢，更杀蛔虫。

鼠粘子辛，能除疮毒，瘾疹风热，咽疼可逐。

茵陈味苦，退疸除黄，泻湿利水，清热为凉。

红花辛温，最消瘀热，多则通经，少则养血。

蔓荆子苦，头疼能治，拘挛湿痹，泪眼堪除。

兜铃苦寒，能熏痔漏，定喘消痰，肺热久嗽。

百合味甘，安心定胆，止嗽消浮，痈疽可啖。

秦艽微寒，除湿荣筋，肢节风痛，下血骨蒸。

紫菀苦辛，痰喘咳逆，肺痈吐脓，寒热并济。

款花甘温，理肺消痰，肺痈喘咳，补劳除烦。

金沸草温，消痰止嗽，明目祛风，逐水尤妙。

桑皮甘辛，止嗽定喘，泻肺火邪，其功不浅。

杏仁温苦，风寒喘嗽，大肠气闭，便难切要。

乌梅酸温，收敛肺气，止渴生津，能安泻痢。

天花粉寒，止渴祛烦，排脓消毒，善除热痢。

瓜蒌仁寒，宁嗽化痰，伤寒结胸，解渴止烦。

密蒙花甘，主能明目，虚翳青盲，服之效速。

菊花味甘，除热祛风，头晕目赤，收泪殊功。

木贼味甘，疏肝退翳，能止月经，更消积聚。

决明子甘，能祛肝热，目疼收泪，仍止鼻血。

犀角酸寒，化毒辟邪，解热止血，消肿毒蛇。

羚羊角寒，明目清肝，却惊解毒，神志能安。

龟甲味甘，滋阴补肾，逐瘀续筋，更医颅囟。

鳖甲咸平，劳嗽骨蒸，散瘀消肿，去痞除崩。

海蛤味咸，清热化痰，胸痛水肿，坚软结散。

桑上寄生，风湿腰痛，安胎止崩，疮疡亦用。

火麻味甘，下乳催生，润肠通结，小水能行。

山豆根苦，疗咽肿痛，敷蛇虫伤，可救急用。

益母辛苦，女科为主，产后胎前，生新去瘀。

紫草苦寒，能通九窍，利水消膨，痘疹最要。

紫葳味酸，调经止痛，崩中带下，癥瘕通用。

地肤子寒，去膀胱热，皮肤瘙痒，除热甚捷。

楝根性寒，能追诸虫，疼痛立止，积聚立通。

樗根味苦，泻痢带崩，肠风痔漏，燥湿涩精。

泽兰甘苦，痈肿能消，打扑伤损，肢体虚浮。

牙皂味辛，通关利窍，敷肿痛消，吐风痰妙。

芜荑味辛，驱邪杀虫，痔瘘癣疥，化食除风。

雷丸味苦，善杀诸虫，癫痫蛊毒，治儿有功。

胡麻仁甘，疗肿恶疮，熟补虚损，筋壮力强。

苍耳子苦，疥癣细疮，驱风湿痹，瘙痒堪尝。

蕤仁味甘，风肿烂弦，热胀胬肉，眼泪立痊。

青葙子苦，肝脏热毒，暴发赤障，青盲可服。

谷精草辛，牙齿风痛，口疮咽痹，眼翳通用。

白薇大寒，疗风治疟，人事不知，热邪堪却。

白蔹微寒，儿疟惊痫，女阴肿痛，痈疔可啖。

青蒿气寒，治疟效好，虚热盗汗，除骨蒸劳。

茅根味甘，通关逐瘀，止吐衄血，客热可去。

大小蓟苦，消肿破血，吐衄咯唾，崩漏可啜。

枇杷叶苦，偏理肺脏，吐哕不已，解酒清上。

木律大寒，口齿圣药，瘰疬能治，心烦可却。

射干味苦，逐瘀通经，喉痹口臭，痈毒堪凭。

鬼箭羽苦，通经活络，驱邪止痛，杀虫祛结。

夏枯草苦，瘰疬瘿瘤，破癥散结，湿痹能瘳。

卷柏味辛，癥瘕血闭，风眩痿躄，脱肛下血。

马鞭味苦，破血通经，癥瘕痞块，服之最灵。

鹤虱味苦，杀虫追毒，心腹卒痛，蛇虫堪逐。

白头翁寒，清热凉血，瘿疬疮疝，止痛百节。

旱莲草甘，生须黑发，赤痢可止，血流可截。

慈菇辛苦，疔肿痈疽，恶疮瘾疹，蛇虺并施。

榆皮味甘，通水除淋，能利关节，敷肿痛定。

钩藤微寒，疗儿惊痫，手足瘛疭，抽搐口眼。

豨莶味甘，追风除湿，聪耳明目，乌须黑发。

葵花味甘，带痢两功，赤治赤者，白治白同。

辛夷味辛，鼻塞流涕，香臭不闻，通窍之剂。

续随子辛，恶疮蛊毒，通经消积，不可过服。

海桐皮苦，霍乱久痢，疳蜃疥癣，牙疼亦治。

《药性歌括》

石南藤辛，肾衰脚弱，风淫湿痹，堪为妙药。

鬼臼有毒，辟瘟除恶，杀虫驱蛊，风邪烦惑。

大青气寒，伤寒热毒，黄汗黄疸，时疫宜服。

侧柏叶苦，吐衄崩痢，能生须眉，除湿之剂。

槐实味苦，阴疮痒湿，五痔肿疼，泻热凉血。

瓦楞子咸，妇人血块，男子痰癖，癥瘕可瘥。

棕榈子苦，禁泄涩痢，带下崩中，肠风堪治。

冬葵子寒，滑胎易产，癃利小便，善通乳难。

淫羊藿辛，阴起阳兴，坚筋益骨，志强力增。

松脂味甘，滋阴补阴，驱风安脏，膏可贴疮。

覆盆子甘，肾损精竭，黑须明眸，补虚续绝。

合欢味甘，利人心智，安脏明目，快乐无虑。

金樱酸涩，梦遗精滑，禁止遗尿，寸白虫杀。

楮实味甘，壮筋明目，益气补虚，阴痿当服。

郁李仁酸，破血润燥，退肿利便，关格通导。

没食子苦，益血生精，染须最妙，禁痢极灵。

空青气寒，治眼通灵，青盲赤肿，去暗回明。

密陀僧咸，止痢医痔，能除白癜，诸疮可治。

伏龙肝温，治疫安胎，吐血咳逆，心烦妙哉。

石灰味辛，性烈有毒，辟虫立死，堕胎极速。

穿山甲毒，痔癣恶疮，吹奶肿痛，鬼魅潜藏。

蚯蚓气寒，伤寒瘟病，大热狂言，投之立应。

蜘蛛气寒，狐疝偏病，蛇虺咬涂，疔肿敷用。

蟾蜍气凉，杀疳蚀癖，瘟疫能治，疮毒可祛。

刺猬皮苦，主医五痔，阴肿疝痛，能开胃气。

蛤蚧味咸，肺痿咯血，传尸劳疰，纳气定喘。

蝼蛄味咸，治十水肿，上下左右，效不旋踵。

蜗牛味咸，口眼㖞僻，惊痫拘挛，脱肛咸治。

桑螵蛸咸，淋浊精泄，除疝腰疼，虚损莫缺。

田螺性冷，利大小便，消肿除热，醒酒立见。

象牙气平，杂物刺喉，能通小便，诸疮可瘳。

水蛭味咸，除积瘀坚，通经破血，折伤可痊。

贝子味咸，解肌散结，利水消肿，目翳清洁。

蛤蜊肉冷，能止消渴，酒毒堪除，开胃顿豁。

海粉味咸，大治顽痰，妇人白带，咸能软坚。

石蟹味咸，点目肿翳，解蛊胀毒，催生落地。

海螵蛸咸，漏下赤白，癥瘕疝气，阴肿可得。

无名异甘，金疮折损，去瘀止痛，生肌有准。

青礞石寒，硝煅金色，坠痰消食，奇妙莫测。

磁石味咸，铁毒能杀，镇惊安神，阳潜气纳。

花蕊石寒，善止诸血，金疮血流，产后血涌。

代赭石寒，下胎崩带，儿疳泻痢，镇逆定痫。

黑铅味甘，止呕反胃，瘿瘤虫聚，安神定志。

银屑味辛，谵语恍惚，定志养神，镇心明目。

金屑味甘，善解热毒，癫狂惊痫，调和血脉。

狗脊味甘，酒蒸入剂，腰背膝痛，风寒湿痹。

骨碎补温，折伤骨节，风血积疼，最能破血。

茜草味苦，蛊毒吐血，经带崩漏，损伤虚热。

预知子贵，治一切风，癥癖气块，消食杀虫。

留行子苦，调经催产，除风痹痉，乳痈当啖。

狼毒味辛，破积瘕癥，恶疮鼠瘘，毒杀痛定。

藜芦味辛，最能发吐，肠澼泻痢，杀虫消蛊。

蓖麻子辛，吸出滞物，涂顶肠收，涂足胎出。

荜茇味辛，温中下气，痃癖阴疝，霍乱泻痢。

百部味甘，骨蒸劳瘵，杀疳蛔虫，久嗽功大。

京墨味辛，吐衄下血，产后崩中，止血甚捷。

黄荆子苦，善治咳逆，骨节寒热，能下肺气。

女贞实苦，黑发乌须，强筋壮力，去风补虚。

瓜蒂苦寒，善能吐痰，消身肿胀，并治黄疸。

粟壳性涩，泄痢嗽怯，脘腹疼痛，服之即除。

巴豆辛热，除胃寒积，破癥消痰，大能通痢。

夜明砂粪，能下死胎，小儿无辜，瘰疬堪裁。

斑蝥有毒，破血通经，诸疮瘰疬，水道能行。

蚕沙性温，湿痹瘾疹，瘫风肠鸣，消渴可饮。

胡黄连苦，治劳骨蒸，小儿疳痢，盗汗虚惊。

使君甘温，消疳消浊，泻痢诸虫，总能除却。

赤石脂温，保固肠胃，溃疡生肌，涩精泻痢。

青黛咸寒，能平肝木，惊痫疳痢，兼除热毒。

阿胶甘温，止咳脓血，吐血胎崩，虚羸可啜。

白矾味酸，化痰解毒，燥湿杀虫，止痒止血。

五倍苦酸，疗齿疳䘌，痔痢疮脓，兼除风热。

玄明粉辛，能蠲宿垢，化积消痰，诸热可疗。

通草味甘，善治膀胱，消痈散肿，能医乳房。

枸杞甘温，添精补髓，明目祛风，阴兴阳起。

黄精味甘，能安脏腑，五劳七伤，此药大补。

何首乌甘，种子添精，黑发悦颜，补血养阴。

五味酸温，生津止渴，久嗽虚劳，金水枯竭。

山茱萸温，涩精益髓，肾虚耳鸣，腰膝痛止。

石斛味甘，却惊定志，壮骨补虚，善驱冷痹。

破故纸温，腰膝酸痛，兴阳固精，盐酒炒用。

薯蓣甘温，理脾止泻，益肾补中，诸虚可治。

苁蓉味甘，峻补精血，若骤用之，更动便滑。

菟丝甘平，梦遗滑精，腰痛膝冷，添髓壮筋。

牛膝味苦，除湿痹痿，腰膝酸疼，小便淋沥。

巴戟辛甘，大补虚损，精滑梦遗，强筋固本。

仙茅味辛，腰足挛痹，虚损劳伤，阳道兴起。

牡蛎微寒，涩精止汗，崩带胁痛，老痰祛散。

楝子苦寒，膀胱疝气，中湿伤寒，利水之剂。

萆薢甘苦，风寒湿痹，腰背冷痛，添精益气。

寄生甘苦，腰痛顽麻，续筋坚骨，风湿尤佳。

续断味辛，接骨续筋，跌扑折损，且固遗精。

龙骨味甘，梦遗精泄，崩带肠痈，惊痫风热。

人之头发，补阴甚捷，吐衄血晕，风惊痫热。

雀卵气温，善扶阳痿，可致坚强，当能固闭。

鹿茸甘温，益气滋阴，泄精尿血，崩带堪任。

鹿角胶温，吐衄虚羸，跌扑伤损，崩带安胎。

腽肭脐热，补益元阳，驱邪辟毒，痃癖劳伤。

紫河车甘，疗诸虚损，劳瘵骨蒸，滋培根本。

枫香味辛，外科要药，瘙疮瘾疹，齿痛亦可。

檀香味辛，开胃进食，霍乱腹痛，理气散寒。

安息香辛，辟邪驱恶，祛痰消蛊，鬼胎能落。

苏合香甘，开窍诛恶，蛊毒痫痉，祛痰解郁。

熊胆味苦，热蒸黄疸，恶疮虫痔，五疳惊痫。

硇砂有毒，溃痈烂肉，除翳生肌，破癥消毒。

硼砂味辛，疗喉肿痛，膈上热痰，噙化立中。

朱砂味甘，镇心养神，惊痫癫狂，眠安目明。

硫黄性热，扫除疥疮，壮阳逐冷，寒邪难当。

龙脑味辛，目痛头痹，狂躁妄语，真为良剂。

芦荟气寒，杀虫消疳，癫痫惊搐，服之立安。

天竺黄甘，急慢惊风，镇心解热，驱邪有功。

麝香辛温，善通关窍，活血安惊，解毒甚妙。

乳香辛苦，疗诸恶疮，生肌止痛，心腹尤良。

没药温平，治疮止痛，跌打损伤，破血通用。

阿魏性温，除癥破结，辟恶杀虫，传尸可灭。

水银性寒，治疥杀虫，断绝胎孕，催生立通。

轻粉性燥，外科要药，杨梅诸疮，杀虫可托。

灵砂性温，血脉能通，止烦辟邪，虚人忌用。

砒霜大毒，风痰可吐，截疟除哮，能消沉痼。

雄黄甘辛，辟邪解毒，更治蛇虺，喉风瘜肉。

珍珠气寒，镇惊除痫，开聋磨翳，止渴坠痰。

牛黄味苦，大治风痰，清热解毒，惊痫灵丹。

琥珀味甘，镇惊安神，破瘀消癥，利水通淋。

血竭味咸，跌扑伤损，恶毒疮痈，破血有准。

石钟乳甘，气乃剽悍，益气固精，明目延寿。

阳起石甘，肾气乏绝，阴痿不起，其效甚捷。

桑椹子甘，解金石燥，清除热渴，染须发皓。

蒲公英苦，溃坚消肿，结核能除，食毒堪用。

石韦味苦，通利膀胱，遗尿或淋，发背疮疡。

扁蓄味苦，疗瘙疽痔，小儿蛔虫，女人阴蚀。

赤箭味苦，原号定风，杀蛊解毒，除疝疗痈。

鸡内金寒，溺遗精泄，禁痫漏崩，更除烦热。

鳗鲡鱼甘，劳瘵杀虫，痔漏疮疹，崩疾有功。

螃蟹味咸，散血解结，益气养筋，除胸烦热。

马肉味辛，堪强腰脊，自死老死，并弃勿食。

白鸽肉平，解诸药毒，能除疥疮，味胜猪肉。

兔肉味辛，补中益气，止渴健脾，解热疗痹。

牛肉属土，补脾胃弱，乳养虚羸，善滋血涸。

猪肉味甘，量食补虚，动风痰物，多食虚肥。

羊肉味甘，专补虚羸，开胃补肾，不致阳痿。

雄鸡味甘，动风助火，补虚温中，血漏亦可。

鸭肉散寒，补虚劳怯，消水肿胀，退惊痫热。

鲤鱼味甘，消水肿满，下气安胎，其功不缓。

鲫鱼味甘，和中补虚，理胃进食，肠澼泻痢。

驴肉微寒，安心解烦，能发痼疾，以动风淫。

鳝鱼味甘，益智补中，能祛狐臭，善散湿风。

白鹅肉甘，大补脏腑，最发疮毒，痼疾勿与。

犬肉性温，益气壮阳，炙食作渴，阴虚禁尝。

鳖肉性冷，凉血补阴，癥瘕勿食，孕妇勿侵。

芡实味甘，能益精气，腰膝酸疼，固涩止遗。

石莲子苦，疗噤口痢，白浊遗精，清心良剂。

藕味甘甜，解酒清热，消烦逐瘀，止吐衄血。

龙眼味甘，归脾益智，健忘怔忡，聪明广记。

莲须味甘，益肾乌须，涩精固髓，悦颜补虚。

柿子气寒，能润心肺，止渴化痰，涩肠禁痢。

石榴皮酸，能禁精漏，止痢涩肠，染须尤妙。

陈仓谷米，调和脾胃，解渴除烦，能止泻痢。

莱菔子辛，喘咳下气，倒壁冲墙，胀满消去。

芥菜味辛，除邪通鼻，能利九窍，多食通气。

浆水味酸，酷热当茶，除烦消食，泻痢堪夸。

砂糖味甘，润肺和中，多食损齿，湿热生虫。

饴糖味甘，和脾润肺，止渴消痰，中满休食。

麻油性冷，善解诸毒，通便消痈，蛔痛可服。

白果甘苦，喘嗽白浊，点茶压酒，不可多嚼。

胡桃肉甘，补肾黑发，多食生痰，动气之物。

梨味甘酸，解酒除渴，止嗽消痰，善驱烦热。

榧实味甘，主疗五痔，蛊毒三虫，不可多食。

竹茹止呕，能除寒热，胃热咳哕，不寐安歇。

竹叶味甘，退热安眠，化痰定喘，止渴消烦。

竹沥味甘，阴虚痰火，汗热渴烦，效如开锁。

莱菔根甘，下气消谷，痰癖咳嗽，兼解面毒。

灯草味甘，运利小水，癃闭成淋，湿肿为最。

艾叶温平，除湿散寒，漏血安胎，心痛即愈。

绿豆气寒，能解百毒，止渴除烦，诸热可服。

川椒辛热，祛邪逐寒，明目杀虫，温而不猛。

胡椒味辛，心腹冷痛，下气温中，跌扑堪用。

石蜜甘平，入药炼熟，益气补中，润燥解毒。

马齿苋寒，青盲白翳，利便杀虫，癥痫咸治。

葱白辛温，发表出汗，伤寒头疼，肿痛皆散。

胡荽味辛，上止头疼，内消谷食，痘疹发生。

韭味辛温，祛除胃热，汁清血瘀，子医梦泄。

大蒜辛温，化肉消谷，解毒散痈，多用伤目。

食盐味咸，能吐中痰，心腹卒痛，过多损颜。

茶茗性苦，热渴能济，上清头目，下消食气。

酒性辛温，活血祛风，寒湿痹痛，通络堪用。

醋消肿毒，积瘕可去，产后金疮，血晕皆治。

乌梅味酸，除烦解渴，霍疟泻痢，止嗽劳热。

淡豆豉寒，能除懊憹，伤寒头痛，兼理瘴气。

莲子味甘，健脾理胃，止泻涩精，清心养气。

大枣味甘，调和百药，益气养脾，中满休嚼。

人乳味甘，补阴益阳，悦颜明目，羸劣妙方。

童便味凉，打扑瘀血，虚劳骨蒸，热嗽尤捷。

生姜性温，散寒畅神，痰嗽呕吐，开胃极灵。

药共四百，精制不同，生熟新久，炮煅炙烘。

汤丸膏散，名起疲癃，合宜而用，乃是良工。

《汤头歌诀》

一、补益之剂

1. 四君子汤

　　四君子汤中和义，参术茯苓甘草比。

　　益以夏陈名六君，祛痰补气阳虚饵。

　　除却半夏名异功，或加香砂胃寒使。

2. 升阳益胃汤

　　升阳益胃参术芪，黄连半夏草陈皮。

　　苓泻防风羌独活，柴胡白芍姜枣随。

3. 黄芪鳖甲散

　　黄芪鳖甲地骨皮，艽菀参苓柴半知。

　　地黄芍药天冬桂，甘桔桑皮劳热宜。

4. 秦艽鳖甲散

　　秦艽鳖甲治风劳，地骨柴胡及青蒿。

　　当归知母乌梅合，止嗽除蒸敛汗高。

5. 秦艽扶羸汤

　　秦艽扶羸鳖甲柴，地骨当归紫菀偕。

　　半夏人参兼炙草，肺劳蒸嗽服之谐。

6. 紫菀汤

　　紫菀汤中知贝母，参苓五味阿胶偶。

再加甘桔治肺伤，咳血吐痰劳热久。

7. 百合固金汤

百合固金二地黄，玄参贝母桔甘藏。

麦冬芍药当归配，喘咳痰血肺家伤。

8. 补肺阿胶散

补肺阿胶马兜铃，鼠粘甘草杏糯停。

肺虚火盛人当服，顺气生津嗽哽宁。

9. 小建中汤

小建中汤芍药多，桂姜甘草大枣和。

更加饴糖补中脏，虚劳腹冷服之瘥。

增入黄芪名亦尔，表虚身痛效无过。

又有建中十四味，阴斑劳损起沉疴。

十全大补加附子，麦夏苁蓉仔细哦。

10. 益气聪明汤

益气聪明汤蔓荆，升葛参芪黄柏并。

再加芍药炙甘草，耳聋目障服之清。

增辑

1. 独参汤

独参功擅得嘉名，血脱脉微可返生。

一味人参浓取汁，应知专任力方宏。

2. 龟鹿二仙胶

龟鹿二仙最守真，补人三宝气精神。

人参枸杞和龟鹿，益寿延年实可珍。

3. 保元汤

保元补益总偏温，桂草参芪四味存。

男妇虚劳幼科痘，持纲三气妙难言。

4. 还少丹

还少温调脾肾寒，茱怀苓地杜牛餐。

苁蓉楮实茴巴枸，远志菖蒲味枣丸。

5. 金匮肾气丸

金匮肾气治肾虚，熟地怀药及山萸。

丹皮苓泽加附桂，引火归原热下趋。

济生加入车牛膝，二便通调肿胀除。

钱氏六味去附桂，专治阴虚火有余。

六味再加五味麦，八仙都气治相殊。

更有知柏与杞菊，归芍参麦各分途。

6. 右归饮

右归饮治命门衰，附桂山萸杜仲施。

地草怀山枸杞子，便溏阳痿服之宜。

左归饮主真阴弱，附桂当除易麦龟。

7. 当归补血汤

当归补血有奇功，归少芪多力最雄。

更有芪防同白术，别名止汗玉屏风。

8. 七宝美髯丹

七宝美髯何首乌，菟丝牛膝茯苓俱。

骨脂枸杞当归合，专益肾肝精血虚。

9. 天王补心丹

天王补心柏枣仁，二冬生地与归身。

三参桔梗朱砂味，远志茯苓共养神。

或以菖蒲更五味，劳心思虑过耗真。

10. 虎潜丸

> 虎潜脚痿是神方，虎胫膝陈地锁阳。
> 龟甲姜归知柏芍，再加羊肉捣丸尝。

11. 河车大造丸

> 河车大造膝苁蓉，二地天冬杜柏从。
> 五味锁阳归杞子，真元虚弱此方宗。

12. 斑龙丸

> 斑龙丸用鹿胶霜，苓柏菟脂熟地黄。
> 等分为丸酒化服，玉龙关下补元阳。

二、发表之剂

1. 麻黄汤

> 麻黄汤中用桂枝，杏仁甘草四般施。
> 发热恶寒头项痛，伤寒服此汗淋漓。

2. 桂枝汤

> 桂枝汤治太阳风，芍药甘草姜枣同。
> 桂麻相合名各半，太阳如疟此为功。

3. 大青龙汤

> 大青龙汤桂麻黄，杏草石膏姜枣藏。
> 太阳无汗兼烦躁，风寒两解此为良。

4. 小青龙汤

> 小青龙汤治水气，喘咳呕哕渴利慰。
> 姜桂麻黄芍药甘，细辛半夏兼五味。

5. 葛根汤

> 葛根汤内麻黄襄，二味加入桂枝汤。
> 轻可去实因无汗，有汗加葛无麻黄。

6. 升麻葛根汤

升麻葛根汤钱氏，再加芍药甘草是。

阳明发热与头痛，无汗恶寒均堪倚。

亦治时疫与阳斑，痘疹已出慎勿使。

7. 九味羌活汤

九味羌活用防风，细辛苍芷与川芎。

黄芩生地同甘草，三阳解表益姜葱。

阴虚气弱人禁用，加减临时再变通。

8. 神术散

神术散用甘草苍，细辛藁本芎芷羌。

各走一经祛风湿，风寒泄泻总堪尝。

太无神术即平胃，加入菖蒲与藿香。

海藏神术苍防草，太阳无汗代麻黄。

若以白术易苍术，太阳有汗此方良。

9. 麻黄附子细辛汤

麻黄附子细辛汤，发表温经两法彰。

若非表里相兼治，少阴反热曷能康。

10. 人参败毒散

人参败毒茯苓草，枳桔柴前羌独芎。

薄荷少许姜三片，四时感冒有奇功。

去参名为败毒散，加入消风治亦同。

11. 再造散

再造散用参芪甘，桂附羌防芎芍参。

细辛加枣煨姜煎，阳虚无汗法当谙。

12. 麻黄人参芍药汤

麻黄人参芍药汤，桂枝五味麦冬襄。

归芪甘草汗兼补，虚人外感服之康。

13. 神白散

神白散用白芷甘，姜葱淡豉与相参。

一切风寒皆可服，妇人鸡犬忌窥探。

肘后单煎葱白豉，两方均能散风寒。

14. 十神汤

十神汤里葛升麻，陈草芎苏白芷加。

麻黄赤芍兼香附，时邪感冒郊堪夸。

增辑

1. 银翘散

银翘散主上焦医，竹叶荆牛薄荷豉。

甘桔芦根凉解法，风温初感此方宜。

咳加杏贝渴花粉，热甚栀芩次第施。

2. 桑菊饮

桑菊饮中桔梗翘，杏仁甘草薄荷饶。

芦根为引轻清剂，热盛阳明入母膏。

3. 防风解毒汤

防风解毒荆薄荷，大力石膏竹叶和。

甘桔连翘知木枳，风温痧疹肺经多。

4. 竹叶柳蒡汤

竹味柳蒡干葛知，蝉衣荆芥薄荷司。

石膏粳米参甘麦，初起风痧此可施。

5. 华盖散

华盖麻黄杏橘红，桑皮苓草紫苏供。

三拗只用麻甘杏，表散风寒力最雄。

三、攻里之剂

1. 大承气汤

大承气汤用芒硝，枳实厚朴大黄饶。

救阴泻热功偏擅，急下阳明有数条。

2. 小承气汤

小承气汤朴实黄，谵狂痞硬上焦强。

益以羌活名三化，中风闭实可消详。

3. 调胃承气汤

调胃承气硝黄草，甘缓微和将胃保。

不用朴实伤上焦，中焦燥实服之好。

4. 木香槟榔丸

木香槟榔青陈皮，枳柏茱连棱术随。

大黄黑丑兼香附，芒硝水丸量服之。

一切实积能推荡，泻痢食疟用咸宜。

5. 枳实导滞丸

枳实导滞首大黄，芩连曲术茯苓襄。

泽泻蒸饼糊丸服，湿热积滞力能攘。

若还后重兼气滞，木香导滞加槟榔。

6. 温脾汤

温脾参附与干姜，甘草当归硝大黄。

寒热并行治寒积，脐腹绞结痛非常。

7. 蜜煎导法

蜜煎导法通大便，或将猪胆灌肛中。

不欲苦寒伤胃腑，阳明无热勿轻攻。

增辑

1. 芍药汤

芍药芩连与锦纹，桂甘槟木及归身。

别名导气除甘桂，枳壳加之效若神。

2. 香连丸

香连治痢习为常，初起宜通勿遽尝。

别有白头翁可恃，秦皮连柏苦寒方。

3. 更衣丸

更衣利便治津干，芦荟朱砂滴酒丸。

脾约别行麻杏芍，大黄枳朴蜜和丸。

四、涌吐之剂

1. 瓜蒂散

瓜蒂散中赤小豆，或入藜芦郁金凑。

此吐实热与风痰，虚者参芦一味匀。

若吐虚烦栀豉汤，剧痰乌附尖方透。

古人尚有烧盐方，一切积滞功能奏。

2. 稀涎散

稀涎皂角白矾班，或益藜芦微吐间。

风中痰升人眩仆，当先服此通其关。

通关散用细辛皂，吹鼻得嚏保生还。

五、和解之剂

1. 小柴胡汤

小柴胡汤和解供，半夏人参甘草从。

更用黄芩加姜枣，少阳百病此为宗。

2. 四逆散

四逆散里用柴胡，芍药枳实甘草须。

此是阳邪成厥逆，敛阴泄热平剂扶。

3. 黄连汤

黄连汤内用干姜，半夏人参甘草藏。

更用桂枝兼大枣，寒热平调呕痛忘。

4. 黄芩汤

黄芩汤用甘芍并，二阳合利枣加烹。

此方遂为治痢祖，后人加味或更名。

再加生姜与半夏，前症兼呕此能平。

单用芍药与甘草，散逆止痛能和营。

5. 逍遥散

逍遥散用当归芍，柴苓术草加姜薄。

散郁除蒸功最奇，调经八味丹栀着。

6. 藿香正气散(丸)

藿香正气大腹苏，甘桔陈苓术朴俱。

夏曲白芷加姜枣，感伤岚瘴并能驱。

7. 六和汤

六和藿朴杏砂呈，半夏木瓜赤茯苓。

术参扁豆同甘草，姜枣煎之六气平。

或益香薷或苏叶，伤寒伤暑用须明。

8. 清脾饮

清脾饮用青朴柴，苓夏甘芩白术偕。

更加草果姜煎服，热多阳疟此方佳。

9. 痛泻要方

痛泻要方陈皮芍，防风白术煎丸酌。

补泻并用理肝脾，若作食伤医更错。

增辑

1. 何人饮

何人饮治久虚疟，参首归陈姜枣约。

追疟青陈柴半归，首乌甘草正未弱。

若名休疟脾元虚，参甘归乌甘草酌。

四兽果梅入六君，补中兼收须量度。

更截实疟木贼煎，青朴夏榔苍术着。

2. 奔豚汤

奔豚汤治肾中邪，气上冲胸腹痛佳。

芩芍芎归甘草半，生姜干葛李根加。

3. 达原饮

达原厚朴与常山，草果槟榔共涤痰。

更用黄芩知母入，菖蒲青草不容删。

4. 蒿芩清胆汤

俞氏蒿芩清胆汤，陈皮半夏竹茹襄。

赤苓枳壳兼碧玉，湿热轻宣此法良。

六、表里之剂

1. 大柴胡汤

大柴胡汤用大黄，枳实芩夏白芍将。

煎加姜枣表兼里，妙法内攻并外攘。

柴胡芒硝义亦尔，仍有桂枝大黄汤。

2. 防风通圣散

防风通圣大黄硝，荆芥麻黄栀芍翘。

甘桔芎归膏滑石，薄荷芩术力偏饶。

表里交攻阳热盛，外科疡毒总能消。

3. 五积散

五积散治五般积，麻黄苍芷归芍芎。

枳桔桂姜甘茯朴，陈皮半夏加姜葱。

除桂枳陈余略炒，熟料尤增温散功。

温中解表祛寒湿，散痞调经用各充。

4. 三黄石膏汤

三黄石膏芩柏连，栀子麻黄豆豉全。

姜枣细茶煎热服，表里三焦热盛宣。

5. 葛根黄芩黄连汤

葛根黄芩黄连汤，甘草四般治二阳。

解表清里兼和胃，喘汗自利保平康。

6. 参苏饮

参苏饮内用陈皮，枳壳前胡半夏宜。

干葛木香甘桔茯，内伤外感此方推。

参前若去芎柴入，饮号芎苏治不差。

香苏饮仅陈皮草，感伤内外亦堪施。

7. 茵陈丸

茵陈丸用大黄硝，鳖甲常山巴豆邀。

杏仁栀豉蜜丸服，汗吐下兼三法超。

时气毒疠及疟痢，一丸两服量病调。

8. 大羌活汤

大羌活汤即九味，已独知连白术暨。

散热培阴表里和，伤寒两感差堪慰。

七、消补之剂

1. 平胃散

平胃散是苍术朴，陈皮甘草四般药。
除湿散满驱瘴岚，调胃诸方从此扩。
或合二陈或五苓，硝黄麦曲均堪着。
若合小柴名柴平，煎加姜枣能除疟。
又不换金正气散，即是此方加夏藿。

2. 保和丸

保和神曲与山楂，苓夏陈翘菔子加。
曲糊为丸麦汤下，亦可方中用麦芽。
大安丸内加白术，消中兼补效堪夸。

3. 健脾丸

健脾参术与陈皮，枳实山楂麦蘖随。
曲糊作丸米饮下，消补兼行胃弱宜。
枳术丸亦消兼补，荷叶烧饭上升奇。

4. 参苓白术散

参苓白术扁豆陈，山药甘莲砂薏仁。
桔梗上浮兼保肺，枣汤调服益脾神。

5. 枳实消痞丸

枳实消痞四君全，麦芽夏曲朴姜连。
蒸饼糊丸消积满，清热破结补虚痊。

6. 鳖甲饮子

鳖甲饮子治疟母，甘草芪术芍苓偶。
草果槟榔厚朴增，乌梅姜枣同煎服。

7. 葛花解酲汤

葛花解酲香砂仁，二苓参术蔻青陈。

神曲干姜兼泽泻，温中利湿酒伤珍。

八、理气之剂

1. 补中益气汤

补中益气芪术陈，升柴参草当归身。

虚劳内伤功独擅，亦治阳虚外感因。

木香苍术易白术，调中益气畅脾神。

2. 乌药顺气汤

乌药顺气芎芷姜，橘红枳桔及麻黄。

僵蚕炙草姜煎服，中气厥逆此方详。

3. 越鞠丸

越鞠丸治六般郁，气血痰火湿食因。

芎苍香附兼栀曲，气畅郁舒痛闷伸。

又六郁汤苍芎附，甘苓橘半栀砂仁。

4. 苏子降气汤

苏子降气橘半归，前胡桂朴草姜依。

下虚上盛痰嗽喘，亦有加参贵合机。

5. 四七汤

四七汤理七情气，半夏厚朴茯苓苏。

姜枣煎之舒郁结，痰涎呕痛尽能纾。

又有局方名四七，参桂夏草妙更殊。

6. 四磨汤

四磨亦治七情侵，人参乌药及槟沉。

浓磨煎服调逆气，实者枳壳易人参。

去参加入木香枳，五磨饮子白酒斟。

7. 旋覆代赭汤

旋覆代赭用人参，半夏甘姜大枣临。

重以镇逆咸软痞，痞硬噫气力能禁。

8. 正气天香散

绀珠正气天香散，香附干姜苏叶陈。

乌药舒郁兼除痛，气行血活经自匀。

9. 橘皮竹茹汤

橘皮竹茹治呕呃，参甘半夏枇杷麦。

赤茯再加姜枣煎，方由金匮此方辟。

10. 丁香柿蒂汤

丁香柿蒂人参姜，呃逆因寒中气戕。

济生香蒂仅二味，或加竹橘用皆良。

11. 定喘汤

定喘白果与麻黄，款冬半夏白皮桑。

苏杏黄芩兼甘草，肺寒膈热喘哮尝。

增辑

1. 苏合香丸

苏合香丸麝息香，木丁熏陆气同芳。

犀冰白术沉香附，衣用朱砂中恶尝。

2. 瓜蒌薤白汤

瓜蒌薤白治胸痹，益以白酒温肺气。

加夏加朴枳桂枝，治法稍殊名亦异。

3. 丹参饮

丹参饮里用檀砂，心胃诸痛效验赊。

百合汤中乌药佐，专除郁气不须夸。

圣惠更有金铃子，酒下延胡均可嘉。

九、理血之剂

1. 四物汤

四物地芍与归芎，血家百病此方通。

八珍合入四君子，气血双疗功独崇。

再加黄芪与肉桂，十全大补补方雄。

十全除却芪地草，加粟煎之名胃风。

2. 人参养营汤

人参养营即十全，除却川芎五味联。

陈皮远志加姜枣，肺脾气血补方先。

3. 归脾汤

归脾汤用术参芪，归草茯神远志随。

酸枣木香龙眼肉，煎加姜枣益心脾。

怔忡健忘俱可却，肠风崩漏总能医。

4. 养心汤

养心汤用草芪参，二茯芎归柏子寻。

夏曲远志兼桂味，再加酸枣总宁心。

5. 当归四逆汤

当归四逆桂枝芍，细辛甘草木通着。

再加大枣治阴厥，脉细阳虚由血弱。

内有久寒加姜茱，发表温中通经脉。

不用附子及干姜，助阳过剂阴反灼。

6. 桃仁承气汤

桃仁承气五般奇，甘草硝黄并桂枝。

热结膀胱少腹胀，如狂蓄血最相宜。

7. 犀角地黄汤

犀角地黄芍药丹，血升胃热火邪干。

斑黄阳毒皆堪治，或益柴芩总伐肝。

8. 咳血方

咳血方中诃子收，瓜蒌海石山栀投。

青黛蜜丸口嚼化，咳嗽痰血服之瘳。

9. 秦艽白术丸

秦艽白术丸东垣，归尾桃仁枳实攒。

地榆泽泻皂角子，糊丸血痔便艰难。

仍有苍术防风剂，润血疏血燥湿安。

10. 槐花散

槐花散用治肠风，侧柏黑荆枳壳充。

为末等分米饮下，宽肠凉血逐风功。

11. 小蓟饮子

小蓟饮子藕蒲黄，木通滑石生地襄。

归草黑栀淡竹叶，血淋热结服之良。

12. 四生丸

四生丸用三般叶，侧柏艾荷生地协。

等分生捣如泥煎，血热妄行止衄惬。

13. 复元活血汤

复元活血汤柴胡，花粉当归山甲入。

桃仁红花大黄草，损伤瘀血酒煎祛。

增辑

1. 黄土汤

> 黄土汤将远血医，胶芩地术附甘随。
> 更知赤豆当归散，近血服之效亦奇。

2. 黑地黄丸

> 黑地黄丸用地黄，还同苍术味干姜。
> 多时便血脾虚陷，燥湿滋阴两擅长。

3. 癫狗咬毒汤

> 癫狗咬毒无妙方，毒传迅速有难当。
> 桃仁地鳖大黄共，蜜酒浓煎连滓尝。

4. 血府逐瘀汤

> 血府逐瘀归地桃，红花枳壳膝芎饶。
> 柴胡赤芍甘桔梗，血化下行不作劳。

5. 少腹逐瘀汤

> 少腹逐瘀芎炮姜，元胡灵脂芍茴香。
> 蒲黄肉桂当没药，调经止痛是良方。

6. 补阳还五汤

> 补阳还五赤芍芎，归尾通经佐地龙。
> 四两黄芪为主药，血中瘀滞用桃红。

十、祛风之剂

1. 小续命汤

> 小续命汤桂附芎，麻黄参芍杏防风。
> 黄芩防己兼甘草，六经风中此方通。

2. 大秦艽汤

大秦艽汤羌独防，芎芷辛芩二地黄。

石膏归芍苓甘术，风邪散见可通尝。

3. 三生饮

三生饮用乌附星，三皆生用木香听。

加参对半扶元气，卒中痰迷服此灵。

星香散亦治卒中，体肥不渴邪在经。

4. 地黄饮子

地黄饮子山茱斛，麦味菖蒲远志茯。

苁蓉桂附巴戟天，少入薄荷姜枣服。

喑厥风痱能治之，虚阳归肾阴精足。

5. 独活汤

独活汤中羌独防，芎归辛桂参夏菖。

茯神远志白薇草，瘛（chì）疭（zòng）昏愦力能匡。

6. 顺风匀气散

顺风匀气术乌沉，白芷天麻苏叶参。

木瓜甘草青皮合，㖞（wāi）僻（pì）偏枯口舌喑。

7. 上中下通用痛风方

黄柏苍术天南星，桂枝防己及威灵。

桃仁红花龙胆草，羌芷川芎神曲停。

痛风湿热与痰血，上中下通用之听。

8. 独活寄生汤

独活寄生艽防辛，芎归地芍桂苓均。

杜仲牛膝人参草，冷风顽痹屈能伸。

若去寄生加芪续，汤名三痹古方珍。

9. 消风散

消风散内羌防荆，芎朴参苓陈草并。

僵蚕蝉蜕藿香入，为末茶调或酒行。

头痛目昏项背急，顽麻瘾疹服之清。

10. 川芎茶调散

川芎茶调散荆防，辛芷薄荷甘草羌。

目昏鼻塞风攻上，正偏头痛悉能康。

方内若加僵蚕菊，菊花茶调用亦臧（zāng）。

11. 清空膏

清空芎草柴芩连，羌防升之入顶巅。

为末茶调如膏服，正偏头痛一时蠲（juān）。

12. 人参荆芥散

人参荆芥散熟地，防风此枳芎归比。

酸枣鳖羚桂术甘，血风劳作风虚治。

增辑

1. 资寿解语汤

资寿解语汤用羌，专需竹沥佐生姜。

防风桂附羚羊角，酸枣麻甘十味详。

2. 小活络丹

小活络丹用二乌，地龙乳没胆星俱。

中风手足皆麻木，痰湿流连一服驱。

大活络丹多味益，恶风大症此方需。

3. 羚羊钩藤汤

俞氏羚羊钩藤汤，桑叶菊花鲜地黄。

芍草茯苓川贝茹，凉肝增液定风方。

4. 镇肝熄风汤

> 张氏镇肝熄风汤，龙牡龟牛制亢阳。
>
> 代赭天冬元芍草，茵陈川楝麦芽襄。
>
> 痰多加用胆星好，尺脉虚浮萸地匡。
>
> 加入石膏清里热，便溏龟赭易脂良。

十一、祛寒之剂

1. 理中汤

> 理中汤主理中乡，甘草人参术黑姜。
>
> 呕利腹痛阴寒盛，或加附子总回阳。

2. 真武汤

> 真武汤壮肾中阳，茯苓术芍附生姜。
>
> 少阴腹痛有水气，悸眩瞤惕保安康。

3. 四逆汤

> 四逆汤中姜附草，三阴厥逆太阳沉。
>
> 或益姜葱参芍桔，通阳复脉力能任。

4. 白通加猪胆汁汤

> 白通加尿猪胆汁，干姜附子兼葱白。
>
> 热因寒用妙义深，阴盛格阳厥无脉。

5. 吴茱萸汤

> 吴茱萸汤人参枣，重用生姜温胃好。
>
> 阳明寒呕少阴利，厥阴头痛皆能保。

6. 益元汤

> 益元艾附与干姜，麦味知连参草将。
>
> 姜枣葱煎入童便，内寒外热名戴阳。

7. 回阳急救汤

回阳救急用六君，桂附干姜五味群。
加麝三厘或胆汁，三阴寒厥见奇勋。

8. 四神丸

四神故纸吴茱萸，肉蔻五味四般须。
大枣百枚姜八两，五更肾泻火衰扶。

9. 厚朴温中汤

厚朴温中陈草苓，干姜草蔻木香停。
煎服加姜治腹痛，虚寒胀满用皆灵。

10. 导气汤

寒疝痛用导气汤，川楝茴香与木香。
吴茱萸以长流水，散寒通气和小肠。

11. 疝气汤

疝气方用荔枝核，栀子山楂枳壳益。
再入吴萸入厥阴，长流水煎疝痛释。

12. 橘核丸

橘核丸中川楝桂，朴实延胡藻带昆。
桃仁二木酒糊合，癞疝痛顽盐酒吞。

增辑

1. 参附汤

参附汤疗汗自流，肾阳脱汗此方求。
卫阳不固须芪附，郁遏脾阳术附投。

2. 天台乌药散

天台乌药木茴香，川楝槟榔巴豆姜。
再用青皮为细末，一钱酒下痛疝尝。

3. 黑锡丹

黑锡丹能镇肾寒,硫黄入锡结成团。

胡芦故纸茴沉木,桂附金铃肉蔻丸。

4. 半硫丸

半硫半夏与硫黄,虚冷下元便秘尝。

金液丹中硫一味,沉寒厥逆亦兴阳。

5. 浆水散

浆水散中用地浆,干姜附桂与良姜。

再加甘草同半夏,吐泻身凉立转阳。

6. 来复丹

来复丹用玄精石,硝石硫黄橘红着。

青皮灵脂复元阳,上盛下虚可镇宅。

十二、祛暑之剂

1. 三物香薷饮

三物香薷豆朴先,若云热盛加黄连。

或加苓草名五物,利湿祛暑木瓜宣。

再加参芪与陈术,兼治内伤十味全。

二香合入香苏饮,仍有藿薷香葛传。

2. 清暑益气汤

清暑益气参草芪,当归麦味青陈皮。

曲柏葛根苍白术,升麻泽泻姜枣随。

3. 缩脾饮

缩脾饮用清暑气,砂仁草果乌梅暨。

甘草葛根扁豆加,吐泻烦渴温脾胃。

古人治暑多用温,暑为阴证此所谓。

大顺杏仁姜桂甘，散寒燥湿斯为贵。

4. 生脉散

生脉麦味与人参，保肺清心治暑淫。

气少汗多兼口渴，病危脉绝急煎斟。

5. 六一散

六一滑石同甘草，解肌行水兼清燥。

统治表里及三焦，热渴暑烦泻痢保。

益元碧玉与鸡苏，砂黛薄荷加之好。

十三、利湿之剂

1. 五苓散

五苓散治太阳腑，白术泽泻猪茯苓。

膀胱化气添官桂，利便消暑烦渴清。

除桂名为四苓散，无寒但渴服之灵。

猪苓汤除桂与术，加入阿胶滑石停。

此为和湿兼泻热，疸黄便闭渴呕宁。

2. 小半夏加茯苓汤

小半夏加茯苓汤，行水散痞有生姜。

加桂除夏治悸厥，茯苓甘草汤名彰。

3. 肾着汤

肾着汤内用干姜，茯苓甘草白术襄。

伤湿身痛与腰冷，亦名甘姜苓术汤。

黄芪防己除姜茯，术甘姜枣共煎尝。

此治风水与诸湿，身重汗出服之良。

4. 舟车丸

舟车牵牛及大黄，遂戟芫花又木香。

青皮橘皮加轻粉,燥实阳水却相当。

5. 疏凿饮子

疏凿槟榔及商陆,苓皮大腹同椒目。

赤豆艽羌泻木通,煎益姜皮阳水服。

6. 实脾饮

实脾苓术与木瓜,甘草木香大腹加。

草蔻附姜兼厚朴,虚寒阴水效堪夸。

7. 五皮饮

五皮饮用五般皮,陈茯姜桑大腹奇。

或用五加易桑白,脾虚肤胀此方司。

8. 羌活胜湿汤

羌活胜湿羌独芎,甘蔓藁木与防风。

湿气在表头腰重,发汗升阳有异功。

风能胜湿升能降,不与行水渗湿同。

若除独活芎蔓草,除湿升麻苍术充。

9. 大橘皮汤

大橘皮汤治湿热,五苓六一二方缀。

陈皮木香槟榔增,能消水肿及泄泻。

10. 茵陈蒿汤

茵陈蒿汤治疸黄,阴阳寒热细推详。

阳黄大黄栀子入,阴黄附子与干姜。

亦有不用茵陈者,仲景柏皮栀子汤。

11. 八正散

八正木通与车前,萹蓄大黄滑石研。

草梢瞿麦兼栀子,煎加灯草痛淋蠲。

12. 萆薢分清饮

萆薢分清石菖蒲，草梢乌药益智俱。

或益茯苓盐煎服，通心固肾浊精驱。

缩泉益智同乌药，山药糊丸便数需。

13. 当归拈痛汤

当归拈痛羌防升，猪泽茵陈芩葛朋。

二术苦参知母草，疮疡湿热服皆应。

增辑

1. 五淋散

五淋散用草栀仁，归芍茯苓亦共珍。

气化原由阴以育，调行水道妙通神。

2. 三仁汤

三仁杏蔻薏苡仁，朴夏白通滑竹伦。

水用甘澜扬百遍，湿温初起法堪遵。

3. 甘露消毒丹

甘露消毒蔻藿香，茵陈滑石木通菖。

芩翘贝母射干薄，暑疫湿温为末尝。

4. 鸡鸣散

鸡鸣散是绝奇方，苏叶茱萸桔梗姜。

瓜橘槟榔煎冷服，肿浮脚气效彰彰。

5. 中满分消汤(丸)

中满分消汤朴乌，归萸麻夏荜升胡。

香姜草果参芪泽，连柏芩青益智需。

丸用芩连砂朴实，夏陈知泽草姜俱。

二苓参术姜黄合，丸热汤寒治各殊。

6. 二妙丸

二妙丸中苍柏煎,若云三妙膝须添。

痿痹足疾堪多服,湿热全除病自痊。

十四、润燥之剂

1. 炙甘草汤

炙甘草汤参姜桂,麦冬生地大麻仁。

大枣阿胶加酒服,虚劳肺痿效如神。

2. 滋燥养营汤

滋燥养营两地黄,芩甘归芍及芄防。

爪枯肤燥兼风秘,火燥金伤血液亡。

3. 活血润燥生津饮

活血润燥生津饮,二冬熟地兼瓜蒌。

桃仁红花及归芍,利秘通幽善泽枯。

4. 韭汁牛乳饮

韭汁牛乳反胃滋,养营散瘀润肠奇。

五汁安中姜梨藕,三般加入用随宜。

5. 润肠丸

润肠丸用归尾羌,桃仁麻仁及大黄。

或加芄防皂角子,风秘血秘善通肠。

6. 通幽汤

通幽汤中二地俱,桃仁红花归草濡。

升麻升清以降浊,噎塞便秘此方需。

有加麻仁大黄者,当归润肠汤名殊。

7. 搜风顺气丸

搜风顺气大黄蒸,郁李麻仁山药增。

防独车前及槟枳,菟丝牛膝山茱仍。

中风风秘及气秘,肠风下血总堪凭。

8. 消渴方

消渴方中花粉连,藕汁地汁牛乳研。

或加姜蜜为膏服,泻火生津益血痊。

9. 白茯苓丸

白茯苓丸治肾消,花粉黄连萆薢调。

二参熟地覆盆子,石斛蛇床脆(pí)腔(chī)要。

10. 猪肾荠(qí)苨(nǐ)汤

猪肾荠苨参茯神,知芩葛草石膏因。

磁石天花同黑豆,强中消渴此方珍。

11. 地黄饮子

地黄饮子参芪草,二地二冬枇斛参。

泽泻枳实疏二腑,躁烦消渴血枯含。

12. 酥蜜膏酒

酥蜜膏酒用饴糖,二汁百部及生姜。

杏枣补脾兼润肺,声嘶气惫酒喝尝。

13. 清燥汤

清燥二术与黄芪,参苓连柏草陈皮。

猪泽升柴五味曲,麦冬归地痿方推。

增辑

1. 沙参麦冬饮

沙参麦冬饮豆桑,玉竹甘花共和方。

秋燥耗伤肺胃液,苔光干咳此堪尝。

2. 清燥救肺汤

> 清燥救肺参草杷，石膏胶杏麦芝麻。
>
> 经霜收下干桑叶，解郁滋干效可夸。

3. 琼玉膏

> 琼玉膏中生地黄，参苓白蜜炼膏尝。
>
> 肺枯干咳虚劳症，金水相滋效倍彰。

4. 黄连阿胶汤

> 黄连阿胶鸡子黄，芍药黄芩合自良。
>
> 更有驻车归醋用，连胶姜炭痢阴伤。

5. 滋肾通关丸

> 滋肾通关桂柏知，溺癃不渴下焦医。
>
> 大补阴丸除肉桂，地龟猪髓合之宜。

6. 增液汤

> 增液汤中参地冬，鲜乌或入润肠通。
>
> 黄龙汤用大承气，甘桔参归妙不同。

十五、泻火之剂

1. 黄连解毒汤

> 黄连解毒汤四味，黄柏黄芩栀子备。
>
> 躁狂大热呕不眠，吐衄斑黄均可使。
>
> 若云三黄石膏汤，再加麻黄及淡豉。
>
> 此为伤寒温毒盛，三焦表里相兼治。
>
> 栀子金花加大黄，润肠泻热真堪倚。

2. 附子泻心汤

> 附子泻心用三黄，寒加热药以维阳。
>
> 痞乃热邪寒药治，恶寒加附治相当。

大黄附子汤同意，温药下之妙异常。

3. 半夏泻心汤

半夏泻心黄连芩，干姜甘草与人参。

大枣和之治虚痞，法在降阳而和阴。

4. 白虎汤

白虎汤用石膏偎，知母甘草粳米陪。

亦有加入人参者，躁烦热渴舌生苔。

5. 竹叶石膏汤

竹叶石膏汤人参，麦冬半夏竹叶灵。

甘草生姜兼粳米，暑烦热渴脉虚寻。

6. 升阳散火汤

升阳散火葛升麻，羌独防风参芍侪。

生炙二草加姜枣，阳经火郁发之佳。

7. 凉膈散

凉膈硝黄栀子翘，黄芩甘草薄荷饶

竹叶蜜煎疗膈上，中焦燥实服之消

8. 清心莲子饮

清心莲子石莲参，地骨柴胡赤茯苓。

芪草麦冬车前子，躁烦消渴及崩淋。

9. 甘露饮

甘露两地与茵陈，芩枳枇杷石斛伦。

甘草二冬平胃热，桂苓犀角可加均。

10. 清胃散

清胃散用升麻连，当归生地牡丹全。

或益石膏平胃热，口疮吐衄及牙宣。

11. 泻黄散

泻黄甘草与防风，石膏栀子藿香充。

炒香蜜酒调和服，胃热口疮并见功。

12. 钱乙泻黄散

钱乙泻黄升防芷，芩夏石斛同甘枳。

亦治胃热及口疮，火郁发之斯为美。

13. 泻白散

泻白桑皮地骨皮，甘草粳米四般宜。

参茯知芩皆可入，肺炎喘嗽此方施。

14. 泻青丸

泻青丸用龙胆栀，下行泻火大黄资。

羌防升上芎归润，火郁肝经用此宜。

15. 龙胆泻肝汤

龙胆泻肝栀芩柴，生地车前泽泻偕。

木通甘草当归合，肝经湿热力能排。

16. 当归龙荟丸

当归龙荟用四黄，龙胆芦荟木麝香。

黑栀青黛姜汤下，一切肝火尽能攘。

17. 左金丸

左金萸连六一丸，肝经火郁吐吞酸。

再加芍药名戊已，热泻热痢服之安。

连附六一治胃痛，寒因热用理一般。

18. 导赤散

导赤生地与木通，草梢竹叶四般攻。

口糜淋痛小肠火，引热同归小便中。

19. 清骨散

清骨散用银柴胡，胡连秦艽鳖甲符。

地骨青蒿知母草，骨蒸劳热保无虞。

20. 普济消毒饮

普济消毒芩连鼠，玄参甘桔蓝根侣。

升柴马勃连翘陈，僵蚕薄荷为末咀。

或加人参及大黄，大头天行力能御。

21. 清震汤

清震汤治雷头风，升麻苍术两般充。

荷叶一枚升胃气，邪从上散不传中。

22. 桔梗汤

桔梗汤中用防己，桑皮贝母瓜蒌子。

甘枳当归薏杏仁，黄芪百合姜煎此。

肺痈吐脓或咽干，便秘大黄可加使。

23. 清咽太平丸

清咽太平薄荷芎，柿霜甘桔及防风。

犀角蜜丸治膈热，早间咯血颊常红。

24. 消斑青黛饮

消斑青黛栀连犀，知母玄参生地齐。

石膏柴胡人参草，便实参去大黄跻。

姜枣煎加一匙醋，阳邪里实此方稽。

25. 辛夷散

辛夷散里藁防风，白芷升麻与木通。

芎细甘草茶调服，鼻生瘜（xī）肉此方攻。

26. 苍耳散

苍耳散中用薄荷，辛荑白芷四般和。

葱茶调服疏肝肺,清升浊降鼻渊瘥。

27. 妙香散

妙散山药与参芪,甘桔二茯远志随。

少佐辰砂木香麝,悸悸郁结梦中遗。

增辑

1. 紫雪丹

紫雪犀羚牛朴硝,硝磁寒水滑和膏。

丁沉木麝升玄草,更用赤金法亦超。

2. 至宝丹

至宝朱砂麝息香,雄黄犀角与牛黄。

金银二箔兼龙脑,琥珀还同玳瑁良。

3. 万氏牛黄丸

万氏牛黄丸最精,芩连栀子郁砂并。

或加雄角珠冰麝,退热清心力更宏。

4. 玉女煎

玉女煎中地膝兼,石膏知母麦冬全。

阴虚胃火牙疼效,去膝地生温热痊。

5. 清瘟败毒散

清瘟败毒地连芩,丹石栀甘竹叶寻。

犀角玄翘知芍桔,瘟邪泻毒亦滋阴。

6. 化斑汤

化斑汤用石膏元,粳米甘犀知母存。

或入银丹大青地,温邪斑毒治神昏。

7. 神犀丹

神犀丹内用犀芩,元参菖蒲生地群。

豉粉银翘蓝紫草,温邪暑疫有奇勋。

8. 青蒿鳖甲汤

青蒿鳖甲知地丹,阴分伏热此方攀。

夜热早凉无汗者,从里达表服之安。

十六、除痰之剂

1. 二陈汤

二陈汤用半夏陈,益以茯苓甘草成。

利气调中兼去湿,一切痰饮此方珍。

导痰汤内加星枳,顽痰胶固力能驯。

若加竹茹与枳实,汤名温胆可宁神。

润下丸仅陈皮草,利气祛痰妙绝伦。

2. 涤痰汤

涤痰汤用半夏星,甘草橘红参茯苓。

竹茹菖蒲兼枳实,痰迷舌强服之醒。

3. 青州白丸子

青州白丸星夏并,白附川乌俱用生。

晒露糊丸姜薄引,风痰瘫痪小儿惊。

4. 清气化痰丸

清气化痰星夏橘,杏仁枳实瓜蒌实。

芩苓姜汁为糊丸,气顺火消痰自失。

5. 顺气消食化痰丸

顺气消食化痰丸,青陈星夏菔苏攒。

曲麦山楂葛杏附,蒸饼为糊姜汁抟。

6. 礞石滚痰丸

滚痰丸用青礞石,大黄黄芩沉水香。

百病多因痰作祟，顽痰怪症力能匡。

7. 金沸草散

金沸草散前胡辛，半夏荆甘赤茯因。

煎加姜枣除痰嗽，肺感风寒头目颦。

局方不用细辛茯，加入麻黄赤芍均。

8. 半夏白术天麻汤

半夏白术天麻汤，参芪橘柏及干姜。

苓泻麦芽苍术曲，太阴痰厥头痛良。

9. 常山饮

常山饮中知贝取，乌梅草果槟榔聚。

姜枣酒水煎露之，劫痰截疟功堪诩。

10. 截疟七宝饮

截疟七宝常山果，槟榔朴草青陈伙。

水酒合煎露一宵，阳经实疟服之妥。

增辑

1. 三子养亲汤

三子养亲痰火方，芥苏莱菔共煎汤。

外台别有茯苓饮，参术陈姜枳实尝。

2. 指迷茯苓丸

指迷茯苓丸最精，风化芒硝枳半并。

臂痛难移脾气阻，停痰伏饮有嘉名。

3. 紫金锭

紫金锭用麝朱雄，慈戟千金五倍同。

太乙玉枢名又别，祛痰逐秽及惊风。

4. 小陷胸汤

小陷胸汤连夏蒌，宽胸开结涤痰周。

邪深大陷胸汤治，甘遂硝黄一泻柔。

大陷胸丸加杏葶，项强柔痉病能休。

5. 十枣汤

十枣汤中遂戟花，强人伏饮效堪夸。

控涎丹用遂戟芥，葶苈大枣亦可嘉。

6. 千金苇茎汤

千金苇茎生薏仁，瓜瓣桃仁四味邻。

吐咳肺痈痰秽浊，凉营清气自生津。

7. 苓桂术甘汤

苓桂术甘痰饮尝，和之温药四般良。

雪羹定痰化痰热，海蜇荸(bí)荠(qí)共合方。

8. 金水六君煎

金水六君用二陈，再加熟地与归身。

别称神术丸苍术，大枣芝麻停饮珍。

9. 止嗽散

止嗽散中用白前，陈皮桔梗草荆添。

紫菀百部同蒸用，感冒咳嗽此方先。

十七、收涩之剂

1. 金锁固精丸

金锁固精芡莲须，龙骨蒺藜牡蛎需。

莲粉糊丸盐酒下，涩精秘气滑遗无。

2. 茯菟丸

茯菟丸疗精滑脱，菟苓五味石莲末。

酒煮山药为糊丸，亦治强中及消渴。

3. 治浊固本丸

治浊固本莲蕊须，砂仁连柏二苓俱。

益智半夏同甘草，清热利湿固兼驱。

4. 诃子散

诃子散用治寒泻，炮姜粟壳橘红也。

河间木香诃草连，仍用术芍煎汤下。

二者药异治略同，亦主脱肛便血者。

5. 桑螵蛸散

桑螵蛸散治便数，参茯龙骨同龟壳。

菖蒲远志及当归，补肾宁心健忘觉。

6. 真人养脏汤

真人养脏诃粟壳，肉蔻当归桂木香。

术芍参甘为涩剂，脱肛久痢早煎尝。

7. 当归六黄汤

当归六黄治汗出，芪柏芩连生熟地。

泻火固表复滋阴，加麻黄根功更异。

或云此药太苦寒，胃弱气虚在所忌。

8. 柏子仁丸

柏子仁丸人参术，麦麸牡蛎麻黄根。

再加半夏五味子，阴虚盗汗枣丸吞。

9. 牡蛎散

阳虚自汗牡蛎散，黄芪浮麦麻黄根。

扑法芎藁牡蛎粉，或将龙骨牡蛎扪。

增辑

1. 桃花汤

桃花汤用石脂宜，粳米干姜共用之。

为涩虚寒少阴利，热邪滞下切难施。

2. 威喜丸

威喜丸治血海寒，梦遗带浊服之安。

茯苓煮晒和黄蜡，每日空心嚼一丸。

3. 济生乌梅丸

济生乌梅与僵蚕，共末为丸好醋参。

便血淋漓颇难治，醋吞惟有此方堪。

4. 封髓丹

失精梦遗封髓丹，砂仁黄柏草和丸。

大封大固春常在，巧夺先天报自安。

十八、杀虫之剂

1. 乌梅丸

乌梅丸用细辛桂，人参附子椒姜继。

黄连黄柏及当归，温藏安蛔寒厥剂。

2. 化虫丸

化虫鹤虱及使君，槟榔芜（wú）荑（yí）苦楝群。

白矾胡粉糊丸服，肠胃诸虫永绝氛。

增辑

集效丸

集效姜附与槟黄，芜荑诃鹤木香当。

雄槟丸内白矾入，虫啮攻疼均可尝。

十九、痈疡之剂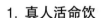

1. 真人活命饮

真人活命金银花，防芷归陈草节加。

贝母天花兼乳没，穿山角刺酒煎嘉。

一切痈疽能溃散，溃后忌服用毋差。

大黄便实可加使，铁器酸物勿沾牙。

2. 金银花酒

金银花酒加甘草，奇疡恶毒皆能保。

护膜须用蜡矾丸，二方均是疡科宝。

3. 托里十补散

托里十补参芪芎，归桂白芷及防风。

甘桔厚朴酒调服，痈疡脉弱赖之充。

4. 托里温中汤

托里温中姜附羌，茴木丁沉共四香。

陈皮益智兼甘草，寒疡内陷呕泻良。

5. 托里定痛汤

托里定痛四物兼，乳香没药桂心添。

再加蜜炒罂粟壳，溃疡虚痛去如拈。

6. 散肿溃坚汤

散肿溃坚知柏连，花粉黄芩龙胆宣。

升柴翘葛兼甘桔，归芍棱莪昆布全。

增辑

1. 醒消丸

　　醒消乳没麝雄黄，专为大痈红肿尝。

　　每服三钱陈酒化，醉眠取汗是良方。

2. 小金丹

　　小金专主治阴疽，鳖麝乌龙灵乳储。

　　黑炭胶香归没药，阴疮流注乳癌除。

3. 梅花点舌丹

　　梅花点舌用三香，冰片硼珠朱二黄。

　　没药熊葶蟾血竭，一丸酒化此方良。

4. 保安万灵丹

　　万灵归术与三乌，辛草荆防芎活俱。

　　天斛雄麻全蝎共，阴疽鹤膝湿痹须。

5. 蟾酥丸

　　蟾酥丸用麝蜗牛，乳没朱雄轻粉俦（chóu）。

　　铜绿二矾寒水石，疔疮发背乳痈瘳。

6. 一粒珠

　　一粒珠中犀甲冰，珍朱雄麝合之能。

　　痈疽发背无名毒，酒化一丸力自胜。

7. 六神丸

　　六神丸治烂喉痧，每服十丸效可夸。

　　珠粉腰黄冰片麝，牛黄还与蟾酥加。

8. 阳和汤

　　阳和汤法解寒凝，外症虚寒色属阴。

　　熟地鹿胶姜炭桂，麻黄白芥草相承。

二十、经产之剂

1. 妊娠六合汤

海藏妊娠六合汤，四物为君妙义长。
伤寒表虚地骨桂，表实细辛兼麻黄。
少阳柴胡黄芩入，阳明石膏知母藏。
小便不利加苓泻，不眠黄芩栀子良。
风湿防风与苍术，温毒发斑升翘长。
胎动血漏名胶艾，虚痞朴实颇相当。
脉沉寒厥亦桂附，便秘蓄血桃仁黄。
安胎养血先为主，余因各症细参详。
后人法此治经水，过多过少别温凉。
温六合汤加芩术，色黑后期连附商。
热六合汤栀连益，寒六合汤加附姜。
气六合汤加陈朴，风六合汤加芄羌。
此皆经产通用剂，说与时师好审量。

2. 胶艾汤

胶艾汤中四物先，阿胶艾叶甘草全。
妇人良方单胶艾，胎动血漏腹痛全。
胶艾四物加香附，方名妇宝调经专。

3. 当归散

当归散益妇人妊，术芍芎归及子芩。
安胎养血宜常服，产后胎前功效深。

4. 黑神散

黑神散中熟地黄，归芍甘草桂炮姜。
蒲黄黑豆童便酒，消瘀下胎痛逆忘。

5. 清魂散

清魂散用泽兰叶，人参甘草川芎协。

荆芥理血兼祛风，产中昏晕神魂帖。

6. 羚羊角散

羚羊角散杏薏仁，防独芎归又茯神。

酸枣木香和甘草，子痫风中可回春。

7. 当归生姜羊肉汤

当归生姜羊肉汤，产后腹痛蓐（rù）劳匡。

亦有加入参芪者，千金四物甘桂姜。

8. 达生散

达生紫苏大腹皮，参术甘陈归芍随。

再加葱叶黄杨脑，孕妇临盆先服之。

若将川芎易白术，紫苏饮子子悬宜。

9. 参术饮

妊娠转胞参术饮，芎芍当归熟地黄。

炙草陈皮兼半夏，气升胎举自如常。

10. 牡丹皮散

牡丹皮散延胡索，归尾桂心赤芍药。

牛膝棱莪酒水煎，气行瘀散血瘕削。

11. 固经丸

固经丸用龟板君，黄柏樗（chū）皮香附群。

黄芩芍药酒丸服，漏下崩中色黑殷。

12. 柏子仁丸

柏子仁丸熟地黄，牛膝续断泽兰芳。

卷柏加之通血脉，经枯血少肾肝匡。

增辑

1. 交加散
交加散用姜地捣，二汁交拦各自妙。
姜不辛散地不寒，产后伏热此为宝。

2. 天仙藤散
天仙藤散治子气，香附陈甘乌药继。
再入木瓜苏叶姜，足浮喘闷此方贵。

3. 白术散
白术散中用四皮，姜陈苓腹五般奇。
妊娠水肿肢浮胀，子肿病名此可医。

4. 竹叶汤
竹叶汤能治子烦，人参芩麦茯苓存。
有痰竹沥宜加入，胆怯闷烦自断根。

5. 紫菀汤
紫菀汤方治子嗽，天冬甘桔杏桑会。
更加蜂蜜竹茹煎，孕妇咳逆此为最。

6. 失笑散
失笑蒲黄及五灵，晕平痛止积无停。
山楂二两便糖入，独圣功同更守经。

7. 如圣散
如圣乌梅棕炭姜，三般皆煅漏崩良。
升阳举经姜栀芍，加入补中益气尝。

8. 生化汤
生化汤宜产后尝，归芎桃草炮姜良。
倘因乳少猪蹄用，通草同煎亦妙方。

9. 保产无忧方

保产无忧芎芍归，荆羌芪朴菟丝依。
枳甘贝母姜蕲艾，功效称奇莫浪讥。

10. 泰山磐石饮

泰山磐石八珍全，去茯加芪芩断联。
再益砂仁及糯米，妇人胎动可安痊。

11. 抵当丸

抵当丸用桃仁黄，水蛭虻虫共合方。
蓄血胞宫少腹痛，破坚非此莫相当。

12. 安胎饮子

安胎饮子建莲先，青苎还同糯米煎。
神造汤中须蟹爪，阿胶生草保安全。

13. 固冲汤

固冲汤中芪术龙，特蛎海蛸五倍同。
茜草山萸棕炭芍，益气止血治血崩。

附:(一)便用杂方

1. 望梅丸

望梅丸用盐梅肉，苏叶薄荷与柿霜。
茶末麦冬糖共捣，旅行赍(lài)服胜琼浆。

2. 骨灰固齿散

骨灰固齿猪羊骨，腊月腌成煅碾之。
骨能补骨咸补肾，坚牙健啖老尤奇。

3. 软脚散

软脚散中芎芷防，细辛四味碾如霜。
轻撒鞋中行远道，足无箴疮汗皆香。

附:(二)幼科

1. 回春散

> 回春丹用附雄黄，冰麝羌防蛇蝎襄。
>
> 朱贝竺黄天胆共，犀黄蚕草钩藤良。

2. 抱龙丸

> 抱龙星麝竺雄黄，加入辰砂痰热尝。
>
> 琥珀抱龙星草枳，苓怀参竺箔朱香。
>
> 牛黄抱龙星辰蝎，苓竺腰黄珀麝僵。
>
> 明眼三方凭选择，怠惊风发保平康。

3. 肥儿丸

> 肥儿丸用术参甘，麦曲荟苓楂二连。
>
> 更合使君研细末，为丸儿服自安然。
>
> 验方别用内金朴，苓术青陈豆麦联。
>
> 槟曲蟾虫连楂合，砂仁加入积消痊。

4. 八珍糕

> 八珍糕与小儿宜，参术苓陈豆薏依。
>
> 怀药欠莲糯粳米，健脾益胃又何疑。

5. 保赤丹

> 保赤丹中巴豆霜，朱砂神曲胆星尝。
>
> 小儿急慢惊风发，每服三丸自不妨。

针灸歌赋

一、五输穴歌

少商鱼际与太渊，经渠尺泽肺相连，
商阳二三间合谷，阳溪曲池大肠牵，
厉兑内庭陷谷胃，冲阳解溪三里连，
隐白大都足太阴，太白商丘并阴陵，
少冲少府属于心，神门灵道少海寻，
少泽前谷后溪腕，阳谷小海小肠经，
至阴通谷束京骨，昆仑委中膀胱焉，
涌泉然谷与太溪，复溜阴谷肾经传，
中冲劳宫心包络，大陵间使曲泽连，
关冲液门中渚焦，阳池支沟天井言，
窍阴侠溪临泣胆，丘墟阳辅阳陵泉，
大敦行间太冲看，中封曲泉属于肝。

二、十二原穴歌

肺原太渊大合谷，脾经太白胃冲阳，
心原神门小腕骨，肾原太溪胱京骨，
心包大陵焦阳池，肝原太冲胆丘墟。

三、十五络穴歌

肺络列缺偏大肠，胃络丰隆脾公孙，
心络通里小支正，膀胱飞扬肾大钟，
心包内关三焦外，肝络蠡沟胆光明，
脾之大络是大包，任络鸠尾督长强。

四、十二募穴歌

大肠天枢肺中府，小肠关元心巨阙，
膀胱中极肾京门，肝募期门胆日月，
胃募中脘脾章门，三焦募在石门穴，
膻中穴是包络募，从阴引阳是妙诀。

五、下合穴歌

胃经下合三里乡，上下巨虚大小肠，
膀胱当合委中穴，三焦下合属委阳，
胆经之合阳陵泉，腑病用之效必彰。

六、八会穴歌

腑会中脘脏章门，髓会绝骨筋阳陵，
骨会大杼脉太渊，血会膈俞气膻中。

七、八脉交会穴歌

公孙冲脉胃心胸，内关阴维下总同，
临泣胆经连带脉，阳维目锐外关逢，
后溪督脉内眦颈，申脉阳跷络亦通，
列缺任脉行肺系，阴跷照海膈喉咙。

八、四总穴歌

肚腹三里留，腰背委中求，
头项寻列缺，面口合谷收。

后人更增：

心胸取内关，小腹三阴谋，
酸痛取阿是，急救刺水沟。

九、十二经营气流注顺序歌

肺大胃脾心小肠，膀肾包焦胆肝续，
手阴脏手阳手头，足阴足腹阳头足。

十、十二经背腧穴歌

胸三肺俞四厥阴，心五肝九胆十临，
十一脾俞十二胃，腰一三焦腰二肾，
腰四骶一大小肠，膀胱骶二椎外寻。

十一、难经五输穴主治歌

难经详论五输穴，井穴专主心下满，
荥穴泻火主身热，俞治体重与节痛，
经主喘咳并寒热，合当逆气而下泄。

十二、玉龙赋

夫参博以为要，辑简而舍繁，总玉龙以成赋，信
金针以获安。原夫卒暴中风，顶门、百会；脚气连
延，里、绝、三交。头风鼻渊，上星可用；耳聋腮肿，

听会偏高。攒竹、头维，治目疼、头痛；乳根、俞府，疗气嗽痰哮。风市、阴市，驱腿脚之乏力；阴陵、阳陵，除膝肿之难熬。二白医痔瘘，间使剿疟疾。大敦去疝气，膏肓补虚劳。天井治瘰疬瘾疹，神门治呆痴笑咷（táo）。

咳嗽风痰，太渊、列缺宜刺；尪羸（wāng léi）喘促，璇玑、气海当知。期门、大敦，能治坚痃疝气；劳宫、大陵，可治心闷疮痍。心悸虚烦刺三里，时疫疼（jiē）疟寻后溪。绝骨、三里、阴交，脚气宜此；睛明、太阳、鱼尾，目症凭兹。老者便多，命门兼肾俞而著艾；妇人乳肿，少泽与太阳之可推。身柱蠲（juān）嗽，能除膂（lǚ）痛；至阴却疸，善治神疲。长强、承山，灸痔最妙；丰隆、肺俞，痰嗽称奇。

风门主伤冒寒邪之嗽，天枢理感患脾泄之危。风池、绝骨，而疗乎伛偻；人中、曲池，可治其痿伛。期门刺伤寒未解，经不再传；鸠尾针痫癫已发，慎其妄施。阴交、水分、三里，蛊胀宜刺；商丘、解溪、丘墟，脚痛堪追。尺泽理筋急之不用，腕骨疗手腕之难移。

肩脊痛兮，五枢兼于背缝；肘挛痛兮，尺泽合于曲池。风湿搏于两肩，肩髃可疗。壅热盛乎三焦，关冲最宜。手臂红肿，中渚、液门要辨；脾虚黄疸，腕骨、中脘何疑。伤寒无汗，攻复溜宜泻；伤寒有汗，取合谷当随。

欲调饱满之气逆，三里可胜；要起六脉之沉匿，复溜称神。照海、支沟，通大便之秘；内庭、临泣，理小腹之膜。

天突、膻中医喘嗽，地仓、颊车疗口喎。迎香攻鼻窒为最，肩井除臂痛如拿。二间治牙疼，中魁理翻胃而即愈；百劳止虚汗，通里疗心惊而即瘥。

大小骨空，治眼烂能止冷泪；左右太阳，医目疼善除血翳。心俞、肾俞，治腰肾虚乏之梦遗；人中、委中，除腰脊痛闪之难制。太溪、昆仑、申脉，最疗足肿之迍（zhūn）；涌泉、关元、丰隆，为治尸劳之例。

印堂治其惊搐，神庭理乎头风。大陵、人中频泻，口气全除；带脉、关元多灸，肾败堪攻。腿脚重疼，针髋骨、膝关、膝眼；行步艰楚，刺三里、中封、太冲。取内关于照海，医腹疾之块，搐迎香于鼻内，消眼热之红。肚痛秘结，大陵合外关与支沟；腿风湿痛，居髎兼环跳与委中。上脘、中脘，治九种心痛；赤带白带，求中极之异同。

又若心虚热壅，少冲明于济夺；目昏血溢，肝俞辨其实虚。当心传之玄要，究手法之疾徐。或值挫闪疼痛之不定，此为难拟定之可祛。辑管见以便诵读，幸高明而无哂（shěn）诸。

十三、标幽赋

拯救之法，妙用者针。察岁时于天道，定形气于予心。春夏瘦而刺浅，秋冬肥而刺深。不穷经络阴阳，多逢刺禁；既论脏腑虚实，须向经寻。

原夫起自中焦，水初下漏。太阴为始，至厥阴而方终；穴出云门，抵期门而最后。正经十二，别络走三百余支；正侧仰伏，气血有六百余候。手足三阳，手走头而头走足；手足三阴，足走腹而胸走手。要识迎随，须明逆顺。

况夫阴阳气血，多少为最。厥阴、太阳少气多血；太阴、少阴少血多气；而又气多血少者，少阳之分；气盛血多者，阳明之位。先详多少之宜，次察应至之气，轻滑慢而未来，沉涩紧而已至。既至也，量寒热而留疾；未至者，据虚实而候气。气之至也，如鱼吞钩饵之浮沉；气未至也，如闲处幽堂之深邃。气速至而效速，气迟至而不治。观夫九针之法，毫针最微，七星上应，众穴主持。本形金也，有蠲邪扶正之道；短长水也，有决凝开滞之机。定刺象木，或斜或正；口藏比火，进阳补羸。循机扪而可塞以象土，实应五行而可知。然是三寸六分，包含妙理；虽细桢于毫发，同贯多歧。可平五脏之寒热，能调六腑之虚实。拘挛闭塞，遣八邪而去矣；寒热痹痛，开四关而已之。凡刺者，使本神朝而后入；既刺也，使本神定而气随。神不朝而勿刺，神已定而可施。定脚处，取气血为主意；下手处，认水木是根基。天地人三才也，涌泉同璇玑、百会；上中下三部也，大包与天枢、地机。阳跷、阳维并督带，主肩背腰腿在表之病；阴跷、阴维、任、冲脉，去心腹胁肋在里之凝。二陵、二跷、二交，似续而交五大；两间、两商、两井，相依而别两支。大抵取穴之法，必有分寸，先审自意，次观肉分。或伸屈而得之，或平直而安定。在阳部筋骨之侧，陷下为真；在阴分郄腘之间，动脉相应。取五穴用一穴而必端；取三经用一经而可正。

头部与肩部详分，督脉与任脉易定。明标与本，论刺深刺浅之经；住痛移疼，取相交相贯之径。岂不闻脏腑病，而求门海俞募之微，经络滞而求原别交会之道，更穷四根三结，依标本而刺无不痊；但用八法五门，分主客而针无不效。八脉始终连八会，本是纪纲；十二经络十二原，是为枢要。一日取六十六穴之法，方见幽微；一时取十二经之原，始知要妙。

原夫补泻之法，非呼吸而在手指；速效之功，要交正而识本经。交经缪刺，左有病而右畔取；泻络远针，头有病而脚上针。巨刺与缪刺各异，微针与妙刺相通。观部分而知经络之虚实，视沉浮而辨脏腑之寒温。且夫先令针耀而虑针损；次藏口内而欲针温。目无外视，手如握虎；心无内慕，如待贵人。左手重而多按，欲令气散；右手轻而徐入，不痛之因。空心恐怯，直立侧而多晕；背目沉掐，坐卧平而没昏。推于十干十变，知孔穴之开阖；论其五行五脏，察日时之旺衰。伏如横弩，应若发机。阴交阳别，而定血晕；阴跷阳维，而下胎衣。痹厥偏枯，迎随俾经络接续；漏崩带下，温补使气血依归。静以久留，停针待之。必准者，取照海治喉中之闭塞；端的处，用大钟治心内之呆痴。大抵疼痛实泻，麻痒虚补。体重节痛而输居，心下痞满而井主。心胀咽痛，针太冲而必除；脾冷胃疼，泻公孙而立愈。胸满腹痛刺内关，胁疼肋痛针飞虎。筋挛骨痛而补魂门；体热劳嗽而泻魄户。头风头痛，刺申脉与金门；眼痒眼痛，泻光明与地五。泻阴郄止盗汗，治小儿骨蒸；刺偏历利小便，医大人水蛊。中风环跳而宜刺，虚损天枢而可取。由是午前卯后，太阴生而疾温；离左酉南，月朔死而速冷。循扪弹弩，留吸母而坚长；爪下伸提，疾呼子而嘘短。动退空歇，迎夺右而泻凉；推内进搓，随济左而补暖。慎之！大患危疾，色脉不顺而莫针；寒热风阴，饥饱醉劳而切忌。望不补而晦不泻，弦不夺而朔不济。精其心而穷其法，无灸艾而坏其皮；正其理而求其原，免投针而失其位。避灸处而加四肢，四十有九；禁刺处而除六腧，二十有二。抑又闻高皇抱疾未瘥，李氏刺巨阙而后苏；太子暴死为厥，越人针维会而复醒。肩井、曲池，甄权刺臂痛而复射；悬钟、环跳，华佗刺躄（bì）足而立行。秋夫针腰俞而鬼免沉疴；王纂针交俞而妖精立出。取肝俞与命门，使瞽（gǔ）士视秋毫之末；取少阳与交别，俾聋夫听夏蚋（ruì）之声。

嗟夫！去圣逾远，此道渐坠，或不得意而散其学，或愆（qiān）其能而犯禁忌。愚庸智浅，难契于玄言，至道渊深，得之者有几？偶述斯言，不敢示诸明达者焉，庶几乎童蒙之心启。

十四、十二经治症主客原络

肺之主大肠客

太阴多气而少血，心胸气胀掌发热，喘咳缺盆痛莫禁，咽肿喉干身汗越，

肩内前廉两乳疼，痰结膈中气如缺，所生病者何穴求，太渊偏历与君说。

大肠主肺之客

阳明大肠侠鼻孔，面痛齿疼腮颊肿，生疾目黄口亦干，鼻流清涕及血涌，

喉痹肩前痛莫当，大指次指为一统，合谷列缺取为奇，二穴针之居病总。

脾主胃客

脾经为病舌本强，呕吐胃翻疼腹脏，阴气上冲噫难瘳，体重不摇心事妄，

疟生振栗兼体羸，秘结疸黄手执杖，股膝内肿厥而疼，太白丰隆取为尚。

胃主脾客

腹膜心闷意凄怆，恶人恶火恶灯光，耳闻响动心中惕，鼻衄唇㖞疟又伤，

弃衣骤步身中热，痰多足痛与疮疡，气蛊胸腿疼难止，冲阳公孙一刺康。

真心主小肠客

少阴心痛并干嗌，渴欲饮兮为臂厥，生病目黄口亦干，胁臂疼兮掌发热，

若人欲治勿差求，专在医人心审察，惊悸呕血及怔忡，神门支正何堪缺。

小肠主真心客

小肠之病岂为良，颊肿肩疼两臂旁，项颈强疼难转侧，嗌颔肿痛甚非常，

肩似拔兮臑似折，生病耳聋及目黄，臑肘臂外后廉痛，腕骨通里取为详。

肾之主膀胱客

脸黑嗜卧不欲粮，目不明兮发热狂，腰痛足疼

步艰履,若人捕获难躲藏,

心胆战兢气不足,更兼胸结与身黄,若欲除之无更法,太溪飞扬取最良。

膀胱主肾之客

膀胱颈病目中疼,项腰足腿痛男行,痫疟狂癫心胆热,背弓反手额眉棱,

鼻衄目黄筋骨缩,脱肛痔漏腹心膨,若要除之无别法,京骨大钟任显能。

三焦主包络客

三焦为病耳中聋,喉痹咽干目肿红,耳后肘疼并出汗,脊间心后痛相从,

肩背风生连髆肘,大便坚闭及遗癃,前病治之何穴愈,阳池内关法理同。

包络主三焦客

包络为病手挛急,臂不能伸痛如屈,胸膺胁满腋肿平,心中澹澹面色赤,

目黄善笑不肯休,心烦心痛掌热极,良医达士细推详,大陵外关病消释。

肝主胆客

气少血多肝之经,丈夫㿉疝苦腰疼,妇人腹膨小腹肿,甚则嗌干面脱尘,

所生病者胸满呕,腹中泄泻痛无停,癃闭遗溺疝瘕痛,太、光二穴即安宁。

胆主肝客

胆经之穴何病主?胸胁肋疼足不举,面体不泽头目疼,缺盆腋肿汗如雨,

颈项瘿瘤坚似铁，疟生寒热连骨髓，以上病症欲除之，须向丘墟蠡沟取。

十五、经穴歌

手太阴（肺）

手太阴肺十一穴，中府云门天府诀，
侠白尺泽孔最存，列缺经渠太渊涉，
鱼际拇指白肉际，少商甲角如韭叶。

手阳明（大肠）

手阳明穴起商阳，二间三间合谷藏，
阳溪偏历温溜长，下廉上廉手三里，
曲池肘髎五里近，臂臑肩髃巨骨当，
天鼎扶突禾髎接，鼻旁五分号迎香。

足阳明（胃）

四十五穴足阳明，头维下关颊车停，
承泣四白巨髎经，地仓大迎对人迎，
水突气舍连缺盆，气户库房屋翳屯，
膺窗乳中延乳根，不容承满梁门起，
关门太乙滑肉门，天枢外陵大巨存，
水道归来气冲次，髀关伏兔走阴市，
梁丘犊鼻足三里，上巨虚连条口位，
下巨虚跳上丰隆，解溪冲阳陷谷中，
内庭厉兑经穴终。

足太阴（脾）

二十一穴脾中州，隐白在足大指头，
大都太白公孙盛，商丘三阴交可求，

漏谷地机阴陵穴，血海箕门冲门开，
府舍腹结大横排，腹哀食窦连天溪，
胸乡周荣大包随。

手少阴（心）

九穴午时手少阴，极泉青灵少海深，
灵道通里阴郄邃，神门少府少冲寻。

手太阳（小肠）

手太阳穴一十九，少泽前谷后溪数，
腕骨阳谷养老绳，支正小海外辅肘，
肩贞臑俞接天宗，髎外秉风曲垣首，
肩外俞连肩中俞，天窗乃与天容偶，
锐骨之端上颧髎，听宫耳前珠上走。

足太阳（膀胱）

足太阳穴六十七，睛明目内红肉藏，
攒竹眉冲与曲差，五处上寸半承光，
通天络却玉枕昂，天柱后际大筋外，
大杼背部第二行，风门肺俞厥阴四，
心俞督俞膈俞强，肝胆脾胃俱挨次，
三焦肾气海大肠，
关元小肠到膀胱，中膂白环仔细量，
自从大杼至白环，各各节外寸半长，
上髎次髎中复下，一空二空腰髁当，
会阳阴尾骨外取，附分侠脊第三行，
魄户膏肓与神堂，譩譆膈关魂门九，
阳纲意舍仍胃仓，肓门志室胞肓续，
二十椎下秩边场，承扶臀横纹中央，

殷门浮郄到委阳，委中合阳承筋是，
承山飞扬踝跗阳，昆仑仆参连申脉，
金门京骨束骨忙，通谷至阴小指旁。

足少阴（肾）

少阴经穴二十七，涌泉然谷太溪溢，
大钟水泉通照海，复溜交信筑宾实，
阴谷膝内跗骨后，以上从足走至膝，
横骨大赫联气穴，四满中注肓俞脐，
商曲石关阴都密，通谷幽门寸半辟，
折量腹上分十一，步廊神封膺灵墟，
神藏彧中俞府毕。

手厥阴（心包）

九穴心包手厥阴，天池天泉曲泽深，
郄门间使内关对，大陵劳宫中冲侵。

手少阳（三焦）

二十三穴手少阳，关冲液门中渚旁
阳池外关支沟正，会宗三阳四渎长，
天井清冷渊消泺，臑会肩髎天髎堂，
天牖翳风瘈脉青，颅息角孙丝竹张，
和髎耳门听有常。

足少阳（胆）

少阳足经瞳子髎，四十四穴行迢迢，
听会上关额厌集，悬颅悬厘曲鬓翘，
率谷天冲浮白次，窍阴完骨本神邀，
阳白临泣目窗辟，正营承灵脑空摇，
风池肩井渊液部，辄筋日月京门标，

带脉五枢维道续，居髎环跳风市招，
中渎阳关阳陵穴，阳交外丘光明宵，
阳辅悬钟丘墟外，足临泣地五侠溪，
第四指端窍阴毕。

足厥阴（肝）

一十三穴足厥阴，大敦行间太冲侵，
中封蠡沟中都近，膝关曲泉阴包临，
五里阴廉羊矢穴，章门常对期门深。

督脉

督脉中行二十七，长强腰俞阳关密，
命门悬枢接脊中，筋缩至阳灵台逸，
神道身柱陶道长，大椎平肩二十一，
哑门风府脑户深，强间后顶百会率，
前顶囟会上星圆，神庭素髎水沟窟，
兑端开口唇中央，龈交唇内任督毕。

任脉

任脉三八起阴会，曲骨中极关元锐，
石门气海阴交仍，神阙水分下脘配，
建里中上脘相连，巨阙鸠尾蔽骨下，
中庭膻中募玉堂，紫宫华盖璇玑夜，
天突结喉是廉泉，唇下宛宛承浆舍。

十六、回阳九针歌

哑门劳宫三阴交，涌泉太溪中脘接，
环跳三里合谷并，此是回阳九针穴。

各家名言篇

精诚医德

　　人命至重，有贵千金，一方济之，德逾于此。（唐·孙思邈《备急千金要方·自序》）

　　世有愚者，读方三年，便谓天下无病可治；及治病三年，乃知天下无方可用。故学者必须博极医源，精勤不倦，不得道听途说，而言医道已了。（唐·孙思邈《备急千金要方·大医精诚》）

　　医人不得恃己所长，专心经略财物，但作救苦之心，于冥运道中，自感多福者耳。又不得以彼富贵，处以珍贵之药，令彼难求，自衒（xuàn）功能，谅非忠恕之道。（唐·孙思邈《备急千金要方·大医精诚》）

　　凡大医治病，必当安神定志，无欲无求，先发大慈恻隐之心，誓愿普救含灵之苦。若有疾厄来求救者，不得问其贵贱贫富，长幼妍蚩，怨亲善友，华夷愚智，普同一等，皆如至亲之想，亦不得瞻前顾后，自虑吉凶，护惜身命。（唐·孙思邈《备急千金要方·大医精诚》）

　　夫大医之体，欲得澄神内视，望之俨然，宽裕汪汪，不皎不昧。省病诊疾，至意深心；详察形候，纤毫勿失；处判针药，无得参差。（唐·孙思邈《备急千

金要方·大医精诚》）

夫为医之法，不得多语调笑，谈谑喧哗，道说是非，议论人物，衒耀声名，訾（zǐ）毁诸医，自矜己德。（唐·孙思邈《备急千金要方·大医精诚》）

诸艺之中，医尤为重。以其为人之司命，而圣人之所以必慎者也。（清·汪昂《医方集解·序》）

业医者，活人之心不可无，而自私之心不可有。（宋·刘昉《幼幼新书·自序》）

生民何辜，不死于病而死于医，是有医不若无医也，学医不精，不若不学医也。（清·吴塘《温病条辨·自序》）

是以医贵乎精，学贵乎博，识贵乎卓，心贵乎虚，业贵乎专，言贵乎显，法贵乎活，方贵乎纯，治贵乎巧，效贵乎捷。知乎此，则医之能事毕矣。（清·赵濂《医门补要·自序》）

夫医者，非仁爱之士不可托也，非聪明理达不可任也，非廉洁淳良不可信也。（晋·杨泉《物理论》）

医之良，在工巧神圣；医之功，在望闻问切；医之学，在脉药方症。（清·陈清淳《蜀中医纂·习医规格》）

惟其事之难也，斯非常人之可知；病之难也，斯非常医所能疗。故必有非常之人，而后可为非常之事；必有非常之医，而后可疗非常之病。（明·张介宾《景岳全书·病家两要说》）

危急之际，奚堪庸妄之误投？疑似之秋，岂可纷纭之错乱？（明·张介宾《景岳全书·传忠录·病家两要说》）

然必有小大方圆全其才，仁圣工巧全其用，能

会精神于相与之际，烛幽隐于玄冥之间者，斯足谓之真医，而可以当性命之任矣。（明·张介宾《景岳全书·传忠录·病家两要说》）

医不贵能愈病，而贵于能愈难病；病不贵于能延医，而贵于能延真医。（明·张介宾《景岳全书·传忠录·病家两要说》）

医之为道大矣，医之为任重矣。（清·喻昌《医门法律·自序》）

夫以利济存心，则其学业必能日造乎高明；若仅为衣食计，则其知识自必终囿于庸俗。（清·叶桂《临证指南医案·华序》）

不知为不知，亦良医也。（清·程钟龄《医学心悟·医中百误歌》）

不学无术，急于求售，医之过也。（清·喻昌《医门法律·明络脉之法》）

天人自然

人受天地之气以生，天之阳气为气，地之阴气为血，故气常有余，血常不足。（元·朱震亨《格致余论·阳有余阴不足论》）

升降出入者，天地之体用，万物之橐籥（tuó yuè），百病之纲领。（清·周学海《读医随笔·升降出入论》）

盖火为阳气之根，水为阴气之根。（明·赵献可《医贯·中风论》）

一阴一阳谓之道，偏阴偏阳谓之疾。（金·成无己《注解伤寒论·辨脉法第一》）

盖阴不可以无阳，非气无以生形也；阳不可以无阴，非形无以载气也。（明·张介宾《类经附翼·求正录·真阴论》）

阳为阴之偶，阴为阳之基。（明·张介宾《类经附翼·医易》）

阴阳二气，最不宜偏。不偏则气和而生物，偏则气乖而杀物。（明·张介宾《类经附翼·求正录·大宝论》）

盖造化之机，不可无生，亦不可无制；无生则发育无由，无制则亢而为害。（明·张介宾《类经图翼·五行统论》）

阳生于阴者，阳气生于阴精也；阴生于阳者，阴精之生于阳化也。（清·张志聪《侣山堂类辩·阳脱阴脱辩》）

亢行之理，甚而无以制之，则造化息矣。（金·刘完素《素问玄机原病式·寒类》）

《内经》之五脏，非血肉之五脏，乃四时之五脏。（清·恽铁樵《群经见智录·四时之五脏》）

天地造化之机，水火而已矣，宜平不宜偏，宜交不宜分。（明·李中梓《医宗必读·水火阴阳篇》）

人身之水火，即阴阳也，即气血也。无阳则阴无以生，无阴则阳无以化。（明·李中梓《医宗必读·水火阴阳篇》）

阴不可无阳，阳不可无阴。故物之生也，生于阳；而物之成也，成于阴。（明·张介宾《质疑录·论苦寒补阴之误》）

人生如天地。和煦则春，惨郁则秋。春气融融，

故能生物；秋气肃肃，故能杀物。明乎生杀之机者，可与论养生。（清·程文囿《医述·养生》）

阴阳以平为和，而偏为疾。（金·刘完素《素问玄机原病式·寒类》）

病因生理

元气之充足，皆由脾胃之气无所伤，而后能滋养元气。（金·李杲《脾胃论·脾胃虚实传变论》）

九窍者，五脏主之，五脏皆得胃气，乃能通利。（金·李杲《脾胃论·脾胃虚实传变论》）

五脏之本，本在命门。（明·张介宾《类经附翼·求正录·真阴论》）

水欲升而沃心，火欲降而温肾，如是则坎离既济，阴阳协和，火不炎而神自清，水不渗而精自固。（宋·严用和《济生方·诸虚门》）

故行经也，必天癸之水至于胞中，而后冲任之血应之，亦至胞中，于是月事乃下。（清·唐宗海《血证论·胎气》）

冲任之脉盛，脾胃之气壮，则乳汁多而浓，衰则淡而少。（明·薛己《女科撮要·乳痈乳岩》）

肾为藏精之本，肺为藏气之本，脾为水谷之本。（明·张介宾《类经·三阴比类之病》）

人之一身，以血为主，血以气为先。（明·胡慎柔《慎柔五书·虚损第三》）

七情之伤，虽分五脏，而必归本于心。（清·费伯雄《医醇賸义·劳伤》）

人之一身，脾胃为主，胃阳主气，脾阴主血。胃司受纳，脾司运化，一纳一运，化生精气；津液上升，糟粕下降，斯无病矣。（明·王纶《明医杂著·医论·枳术丸论》）

上焦主纳而不出，其治在膻中；中焦主腐熟水谷，其治在脐旁；下焦分别清浊，主出而不纳，其治在脐下。（明·孙一奎《医旨绪余·〈难经正义〉三焦评》）

脾为生痰之源，肺为贮痰之器。（清·李用粹《证治汇补·痰证》）

脾为百骸之母。（明·汪绮石《理虚元鉴·治虚有三本》）

脾统血，脾气虚则不能收摄；脾化血，脾气虚则不能运化。（明·张介宾《景岳全书·杂证谟·血证》）

脾宜升则健，胃宜降则和。（清·叶桂《临证指南医案·脾胃门》）

泄泻之本，无不由于脾胃。（明·张介宾《景岳全书·杂证谟·泄泻》）

有胃气则生，无胃气则死。（清·叶桂《临证指南医案·不食》）

四时百病，胃气为本。（清·余师愚《疫疹一得·胃热不食》）

肺为清虚之府，其气能下行，以制节诸脏。（清·唐容川《血证论·跌打血》）

五脏六腑俱受气于肺。（隋·巢元方《诸病源候论·妇人妊娠诸候下》）

惟肺也，外统皮毛，为一身之护卫。（明·孙一

奎《医旨绪余·咳嗽》）

肺为水之上源，肺气行则水行。（清·唐容川《血证论·肿胀》）

肺者五脏六腑之盖也，为清气之所注。（明·张介宾《类经·血气阴阳清浊》）

冲任之本在肾。（明·赵献可《医贯》）

经水出诸肾。（清·傅山《傅青主女科·调经》）

阳为汗之根，而肾为阳之宅。（清·尤怡《伤寒贯珠集·太阳斡旋法第三》）

五脏之真，惟肾为根。（明·赵献可《医贯·玄元肤论》）

肾为性命之根。（明·汪绮石《理虚元鉴·治虚有三本》）

胎以肾为本。（清·张志聪《侣山堂类辩·胎前论》）

病机变化

症者，证也，有斯病必形斯候者也。（清·汪昂《医方集解·自序》）

夫内寒之生，由于内之正气不足。正气不足一气，身内之阴寒便生一分。（清·郑寿全《医理真传·寒邪内生图说》）

气有余便是火。（元·朱震亨《丹溪心法·火》）

盖气、血、痰三病，多有兼郁者，或郁久而生病，或病久而生郁，或误药杂乱而成郁。（明·王纶《明医杂著·医论》）

凡人之身，卫气不到则冷，荣气不到则枯，宗气

不到则痿痹而不用。(清·周学海《读医随笔·气血精神论》)

凡水肿等证,乃脾肺肾三脏相干之病。盖水为至阴,故其本在肾;水化于气,故其标在肺;水惟畏土,故其制在脾。(明·张介宾《景岳全书·杂证谟·肿胀》)

卫气虚则多汗,营血虚则无汗。(清·程文囿《医述·汗》)

无痰则不能作眩。(元·朱震亨《金匮钩玄·头眩》)

杂症主治四字者,气、血、痰、郁也。(清·程钟龄《医学心悟·杂症主治四字论》)

外寒者,阳亏于表;或内寒者,火衰于中。(明·张介宾《景岳全书·传忠录·十问篇》)

劳役伤于血气,淫欲耗其精元。(元·朱震亨《丹溪心法·耳聋》)

脾胃之气既伤,而元气亦不能充,而诸病之所由生也。(金·李杲《脾胃论·脾胃虚实传变论》)

风多则痒,热多则痛;血气乘之,则多脓血,故名热疮。(隋·巢元方《诸病源候论·热疮候》)

凡病之作,皆由血气壅滞,不得宣通。(明·张介宾《类经图翼·针灸诸则》)

人之生,以气血为本;人之病,未有不先伤其气血者。(宋·陈自明《妇人大全良方·调经门》)

人身诸病,多生于郁。(元·朱震亨《丹溪心法·六郁》)

大抵狂为痰火实盛,癫为心血不足。(明·虞抟《医学正传·癫狂痫症》)

上越之阳起于肝木,而沦陷之阳出于脾胃。(清·张乃修《张聿青医案·痢》)

久泻无火,多因脾肾之虚寒也。(明·张介宾《景岳全书·杂证谟·泄泻》)

久痛者多虚,暴痛者多实。(明·张介宾《景岳全书·杂证谟·心腹痛》)

久嗽之人未有不伤肾者,以肺金不能生肾水,而肾气自伤也。(清·陈士铎《辨证录·喘门》)

气血冲和,万病不生,一有怫郁,诸病生焉。(元·朱震亨《丹溪心法·六郁》)

有一分恶寒,即有一分表证。(清·俞根初《重订通俗伤寒论·表里寒热》)

木郁克土,克阳土则不寐,克阴土则䐜胀。(清·吴鞠通《吴鞠通医案·单腹胀》)

咳嗽不止于肺,而亦不离于肺也。(清·陈修园《医学三字经·咳嗽》)

肾虚则小便数,膀胱热则水下涩。(隋·巢元方《诸病源候论·淋病诸候》)

食入而即吐者,是肾中之无水;食久而始吐者,乃肾中之无火也。(清·陈士铎《辨证录·翻胃门》)

诸淋者,由肾虚而膀胱热故也。(隋·巢元方《诸病源候论·诸淋候》)

癫狂者分心肝之热极;痫症者寻痰火之重轻。(清·刘一仁《医学传心录》)

不寐、健忘两证,虽似心病,实由于肾虚也。(清·程文囿《医述·不寐》)

欲补心者，须实肾，使肾得升；欲补肾者，须宁心，使心得降。（明·周之干《慎斋遗书·阴阳脏腑》）

治疗用药

医之为书，非《素问》无以立论，非《本草》无以主方。（元·朱震亨《格致余论·自序》）

兵之设也以除暴，不得已而后兴；药之设也以攻疾，亦不得已而后用，其道同也。（清·徐大椿《医学源流论·用药如用兵论》）

圣人之所以全民生也，五谷为养，五果为助，五畜为益，五菜为充。而毒药则以之攻邪，故虽甘草、人参，误用致害，皆毒药之类也。（清·徐大椿《医学源流论·用药如用兵论》）

工欲善其事，必先利其器，器利而后工乃精，医者舍方书何以为疗病之本。（元·危亦林《世医得效方·序》）

安身之本必资以食，救疾之速必凭于药。不知食宜者，不足于存生也；不明药忌者，不能以除病也。（唐·孙思邈《备急千金要方·食治》）

夫不可治者有六失：失于不审，失于不信，失于过时，失于不择医，失于不识病，失于不知药。六失之中，有一于此，即为难治。（宋·张杲《医说·病不可治者有六失》）

凡治病，不问病人所便，不得其情，草草诊过，用药无据，多所伤残，医之过也。（清·喻昌《医门法律·问病论》）

六腑以通为补。（清·叶桂《临证指南医案·木乘土》）

旧血不去，则新血断然不生。（清·唐容川《血证论·吐血》）

外感法仲景，内伤法东垣，热病用河间，杂病用丹溪，一以贯之，斯医道之大全矣。（明·王纶《明医杂著·医论》）

有形之血不能速生，无形之气所当急固。（明·赵献可《医贯·血证论》）

"吐血三要法"即"宜行血不宜止血""宜补肝不宜伐肝""宜降气不宜降火"。（明·缪希雍《先醒斋医学广笔记·吐血三要法》）

阴无骤补之法，非多服药不效。（明·缪希雍《先醒斋广笔记·吐血三要法》）

攻不可以收缓功……补不可以求速效。（明·张介宾《景岳全书·传忠录·论治篇》）

求子之法，莫先调经。（明·楼英《医学纲目·胎前症》）

治咳嗽者，治痰为先；治痰者，下气为上。（元·朱震亨《活法机要·咳嗽证》）

善补阳者，必于阴中求阳，则阳得阴助而生化无穷；善补阴者，必于阳中求阴，则阴得阳升而源泉不竭。（明·张介宾《景岳全书·新方八阵·补略》）

善治精者，能使精中生气；善治气者，能使气中生精。（明·张介宾《景岳全书·传忠录·阳不足再辨》）

治先天根本，则有水火之分。水不足者，用六味丸壮水之主以制阳光；火不足者，用八味丸益火之源以消阴翳。治后天根本，则有饮食劳倦之分。饮食伤者，枳术丸主之；劳倦伤者，补中益气汤主之。（明·李中梓《医宗必读·肾为先天本脾为后天本论》）

汤者荡也，去大病用之。散者散也，去急病用之。丸者缓也，不能速去之，其用药之舒缓而治之。（元·王好古《汤液本草·用丸散药例》）

凡元气有伤，当与甘药。（清·叶桂《临证指南医案·虚劳》）

酸咸无升，甘辛无降，寒无浮，热无沉，其性然也。（明·李时珍《本草纲目·升降浮沉》）

补上治上制以缓，缓则气味薄；补下治下制以急，急则气味厚。薄者则少服而频服，厚者则多服而顿服。（金·张元素《医学启源·制方法》）

凡药皆毒也，非止大毒、小毒谓之毒，虽甘草、苦参不可不谓之毒，久服必有偏胜。（金·张从正《儒门事亲·推原补法利害非轻说》）

大黄走而不守，黄连守而不走。（明·吴有性《温疫论·妄投寒凉药论》）

凡大毒、大热及破血、开窍、重坠、利水之药，皆为妊娠所忌。（清·沈又彭《沈氏女科辑要·妊娠药忌》）

治病必先识病，识病然后议药。（清·喻昌《寓意草·先议病后用药》）

养生调护

与其救疗于有疾之后，不若摄养于无疾之先。

盖疾成而后药者，徒劳而已。是故已病而不治，所以为医家之法；未病而先治，所以明摄生之理。（元·朱丹溪《丹溪心法·不治已病治未病》）

凤同夜寐，常使清明在躬；淡餐素食，当使肠胃清虚。（清·黄凯钧《友渔斋医话·一览延龄》）

善养生者，先寝食而后医药。（清·黄凯钧《友渔斋医话·一览延龄》）

一少思虑养心气，二莫嗔怒养肝气，三薄滋味养脾气，四少言语养肺气，五节房事养肾气。（清·黄凯钧《友渔斋医话·一览延龄》）

饱食即卧，乃生百病。（唐·孙思邈《备急千金要方·道林养性》）

善摄生者，常少思、少念、少欲、少事、少语、少笑、少愁、少乐、少喜、少怒、少好、少恶，行此十二少者，养性之都契也。（唐·孙思邈《备急千金要方·道林养性》）

人之寿夭，在于撙（zǔn）节。（唐·孙思邈《备急千金要方·养性序》）

儿衣绵帛，特忌厚热。（唐·孙思邈《备急千金要方·初生出腹》）

上医医未病之病，中医医欲病之病，下医医已病之病。（唐·孙思邈《备急千金要方·论诊候》）

药补不如食补，食补不如精补，精补不如神补。（清·程钟龄《医学心悟·论补法》）

聚精之道，一曰寡欲，二曰节劳，三曰息怒，四曰戒酒，五曰慎味。（明·袁黄《摄生三要·聚精》）

养生之法有四，曰寡欲，曰慎动，曰法时，曰却疾。夫寡欲者，谓坚忍其性也；慎动者，谓保定其气也；法时者，谓和于阴阳也；却疾者，谓慎于医药也。坚忍其性则不坏其根矣，保定其气则不疲其枝矣，和于阴阳则不犯其邪矣，慎于用药则不遇其毒矣。（明·万全《养生四要·寡欲》）

与其病后求良药，孰若病前能自防。（明·俞桥《广嗣要语·论衰老》）

阴病见阳脉者生，阳病见阴脉者死。（元·王好古《阴证略例·举古人论阴证辨》）

腑病为阳，易治而鲜死；脏病为阴，难治而多死。（金·张从正《儒门事亲·五虚五实攻补悬绝法》）

诊病决死生者，不视病之轻重，而视元气之存亡，则百不一失矣。（清·徐大椿《医学源流论·元气存亡论》）

阴之病也，来亦缓而去亦缓。阳之病也，来亦速而去亦速。（《中藏经·人法于天地论》）

凡汗出发润，汗出如油，汗出如珠，汗多喘满，汗雨淋漓，皆不治也。（清·李用粹《证治汇补·汗病》）

人肝精不固，目眩无光；肺精不固，皮肉消瘦；肾精不固，神气减散；脾精不固，齿发衰白。（清·徐文弼《寿世传真·修养宜宝精宝气宝神》）

上士别床，中士异被；服药千裹，不如独卧。（南朝梁·陶弘景《养性延命录·御女损益篇》）

方剂索引